Urgencias y Emergencias en el Primer Nivel de Atención
TOMO 1

Urgencias y Emergencias en el Primer Nivel de Atención
TOMO 1

Cristhian Quinaluisa - Katherine Beltrán - Denisse Paredes - Katherine Sarango
Linda Rodríguez Luis Ramírez

IMPORTANTE

La información aquí presentada no pretende sustituir el consejo profesional en situaciones de crisis o emergencia. Para el diagnóstico y manejo de alguna condición particular es recomendable consultar un profesional acreditado. Cada uno de los artículos aquí recopilados son de exclusiva responsabilidad de sus autores.

2020 Bold Publisher
Diseño de Portada: Génesis Sánchez
ISBN Tomo 1: 9781659848335
ISBN Tomo 2: 9781659849806
Impreso en Ecuador - Printed in Ecuador
Cualquier forma de reproducción, distribución, comunicación pública o transformación de esta obra solo puede ser realizada con la autorización de sus titulares, salvo excepción prevista por la ley.

AGRADECIMIENTOS

Como profesionales del área de la salud y teniendo a la vida misma como una importante y valiosa carga en nuestro diario ejercicio médico, ofrecemos para empezar, total gratitud al Creador de la mortalidad, que ha puesto en nuestras manos la labor de dar alivio a los enfermos.

Asimismo rendimos honor a nuestras familias como ejes formadores de quienes somos hoy en día y por potenciar en nuestra esencia el amor y el interés por el bienestar del prójimo.

Siempre gracias a los médicos que han aportado en este libro con su entereza y alto grado de conocimiento e inteligencia para lograr filtrar y resaltar la información adecuada.

ÍNDICE DE AUTORES

AUTORES
CRISTHIAN ALEXANDER QUINALUISA ERAZO
Médico General por la Universidad Central del Ecuador
Médico Residente en Traumatología en Clínica Colonial - Quito
Auditor Médico en Omnicall Omnservice S.A.
Fracturas Expuestas
Manejo en Primer Nivel de Atención

KATHERINE SOLANGE BELTRÁN PARREÑO
Médico General por la Universidad Central del Ecuador
Médico en libre ejercicio.
Fracturas Expuestas
Manejo en Primer Nivel de Atención

DENISSE ANGÉLICA PAREDES MONTALVO
Médico General por la Universidad Central del Ecuador
Médico Residente en Clínica Pasteur.
Anafilaxia
Choque Anafiláctico

KATHERINE DANIELA SARANGO TORRES
Médico General por la Universidad Central del Ecuador
Médico en libre ejercicio.
Emergencias Respiratorias Frecuentes en Pediatría

LINDA MARCELA RODRÍGUEZ RODRÍGUEZ
Médico General por la Universidad Central del Ecuador
Médico en libre ejercicio.
Manejo De La Crisis Asmática En El Adulto En APS

LUIS FERNANDO RAMÍREZ GUERRERO
Médico General por la Universidad Central del Ecuador
Médico Residente En Emergencias – Hospital San Vicente De Paul.
Accidente Ofídico

PRÓLOGO

El presente libro que tengo el honor de presentar, nace del esfuerzo y dedicación de un amplio grupo de médicos, que han sabido responder con ilusión y madurez científica al reto que se planteó cuando iniciamos este proyecto.

La experiencia del grupo de profesionales que ha participado en el proceso de elaboración de la obra y la evidencia científica que incluye cada uno de los capítulos permiten afrontar con garantías los posibles episodios de urgencia y emergencias que se presenten en sus lugares habituales de práctica profesional.

El contenido del libro es, por tanto, amplio y variado. En ellos encontraras información completa y actualizada con la que responder a muchas de las cuestiones que surgen en la práctica clínica diaria. Es un texto de consulta pero también de lectura pausada que facilite nuestra permanente puesta al día y facilitan, a su vez, la aplicación, por parte de los profesionales sanitarios, del conocimiento en la práctica asistencial de forma inmediata. Nace desde la humildad científica pero con voluntad de perfeccionamiento.

.

DEDICATORIA

La siguiente recopilación científica es una ofrenda por parte de los médicos participantes hacia el incesante deseo de los estimados colegas por abarcar y resolver las necesidades y dolencias emergentes de quienes mantienen ferviente nuestra pasión por la Medicina, los pacientes. Es un homenaje a aquellos que han aportado mediante sus descubrimientos y constancia al bienestar del pueblo en pro de mantener la vida en un estado óptimo de salud.

Es un reconocimiento al esfuerzo de cada uno de nosotros como profesionales por trascender en tiempo pero sobre todo por dejar una huella sanadora en quien así lo requiera.

.

ÍNDICE

1. Fracturas expuestas, manejo en primer nivel de atención   11
Dr. Cristhian Alexander Quinaluisa Erazo
Dra. Katherine Solange Beltrán Parreño

2. Anafilaxia y choque anafiláctico   25
Dra. Denisse Angélica Paredes Montalvo

3. Emergencias respiratorias frecuentes en pediatría   43
Dra. Katherine Daniela Sarango Torres

4. Manejo de la crisis asmática en el adulto en aps   59
Dra. Linda Marcela Rodríguez Rodríguez

5. Accidente ofídico   71
Dr. Luis Fernando Ramírez Guerrero

6. Urolitiasis   87
Dra. Lissette Font Batista

7. Cetoacidosis diabética   97
Dr. Kevin David Aldáz Ibujes

8. Crisis Hipertensiva   115
Dra. Priscila Viviana Ortiz Quiroz

9. Preeclampsia   127
Dra Paola Estefanía Aguilar Apolo
Dr. Francisco Antonio Rizzo Rodríguez

10. Manejo del paciente quemado en el primer nivel de atención   137
Dra. Andrea Alejandra Villavicencio Trujillo

CAPITULO 1

FRACTURAS EXPUESTAS, MANEJO EN PRIMER NIVEL DE ATENCIÓN

Autor: Dr. Cristhian Alexander Quinaluisa Erazo
Coautor: Dra. Katherine Solange Beltrán Parreño

Fracturas Expuestas, Manejo en Primer Nivel de Atención

Definición

Se denomina fractura expuesta a toda solución de continuidad de un segmento óseo en contacto con el medio exterior, sean visibles o no los extremos fracturarios. La herida esta en comunicación con el foco de fractura (1).

Epidemiología

En un estudio realizado en la «Orthopaedics Trauma Unit of the Royal Infirmery» de Edimburgo por CourtBrown y Mc Birnie, reporta que la frecuencia de las fracturas abiertas (considerando todas las localizaciones en conjunto) era de 11,5/100.000 personas. Alrededor del 25% de esas fracturas correspondía a la pierna, lo que supone el segundo sitio de fractura después de las falanges de la mano (2).

El estudio denominado "Epidemiologia de las fracturas expuestas en Adultos" realizado en el Reino Unido, donde se trató a 2386 pacientes con fracturas expuestas en un periodo de 15 años reporto una incidencia de $30.7/10^5$/año, la edad promedio fue de 45.5 años. El análisis muestra que el 69.1% de las fracturas ocurrieron en hombres con una edad promedio de 40.8 años y 30.9% ocurrieron en mujeres con una edad promedio de 56 años.

En varones, el 10,2% de las fracturas ocurrieron en pacientes de ≥65 años y 2.1% en pacientes de ≥80 años. Las cifras equivalentes para las mujeres fueron 42.9% y 18.6%, respectivamente.

Se demostró que en varones adultos la mayor incidencia de fracturas abiertas ocurre entre 15 - 19 años y que hay una disminución casi lineal con el aumento de la edad, la incidencia de fracturas abiertas fue de $54.5 /10^5$ / año en el grupo de edad comprendido entre 15-19 años comparado con $23.3 / 10^5$ / año en el grupo de edad de más de 90 años.

En mujeres hay una distribución unimodal que aumenta de $9.2 / 10^5$/ año en el grupo de 15-19 años a 14.6 / 10^5 / año en el grupo de 50–59 años; a partir de entonces hay un rápido aumento en la incidencia a 53.0 / 105/ año en el Grupo de 80 a 89 años (3).

Como causas probables se le atribuye en la gran mayoría de los casos a los accidentes de tránsito en el 56%, de los cuales corresponden a choques en un 20% y atropellos en un 36%. En cuanto agresiones 18%, heridas por arma de fuego 15%, caída de alturas 8% y otras 3% (1,2).

Actualmente en Ecuador existe poca información disponible en cuanto a la epidemiología de las fracturas expuestas.

Mecanismo de Fractura

Las fracturas abiertas pueden resultar de una variedad de lesiones.

Los mecanismos directos comunes incluyen traumatismos de alta energía, como como accidentes automovilísticos, armas de fuego y caídas de alturas.

Mecanismos indirectos incluyen lesiones torsionales de baja energía, como los sufridos durante los deportes y cae desde una altura de pie.

La extensión del trauma está directamente relacionado con la cantidad de energía impartida a través del mecanismo de lesión (4).

Clasificación

La clasificación de Gustilo es posiblemente la más citada de la literatura ortopédica, publicado por primera vez en 1976 y modificado en 1984, este sistema de clasificación organiza fracturas abiertas según el mecanismo de la lesión, nivel de contaminación, daño de tejidos blandos, complejidad de fractura (5).

Tabla 1. Clasificación de Fracturas Expuestas de Gustilo.

Versión Corta del Sistema de Clasificación de Fracturas Expuestas de Gustilo	
I	Herida <1cm, Limpia
II	Herida >1cm, sin daño extenso de tejidos blandos
III A	Daño extenso de tejidos blandos con cobertura adecuada
III B	Daño extenso de tejidos blandos con cobertura inadecuada
III C	Lesión Arterial que requiere reparación

Fuente: Datos de Gustilo y Anderson.

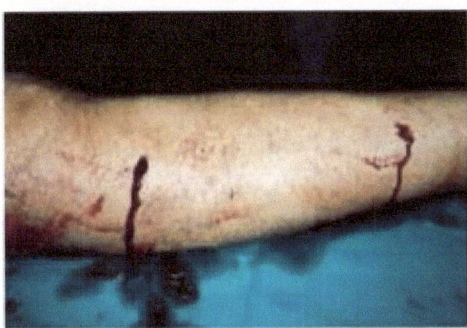

Figura 1. Fractura expuesta de tipo I de Gustilo. Herida menor de 1 cm y sin gran contaminación

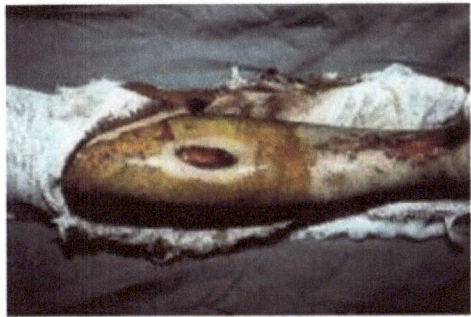

Figura 2. Fractura expuesta de diáfisis tibial tipo II de Gustilo. Herida mayor de 1 cm, sin extensa lesión de partes blandas ni colgajos.

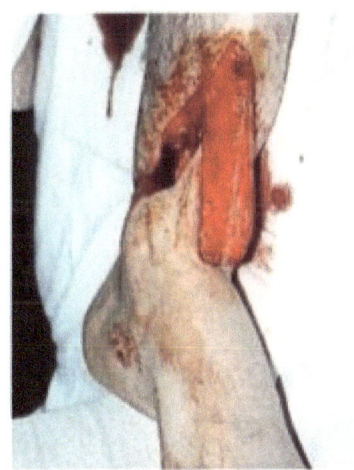

Fig. 3. Fractura expuesta de diáfisis tibial tipo IIIa de Gustilo. El hueso fracturado, a pesar de laceración y lesión amplia de los tejidos blandos, podrá cubrirse adecuadamente mediante la cirugía.

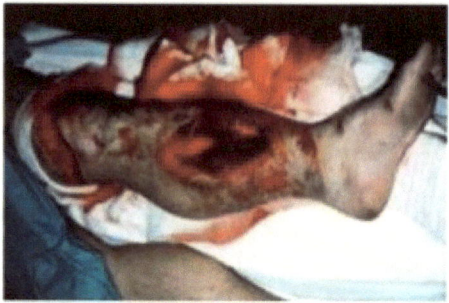

Fig. 4. Fractura expuesta de diáfisis tibial tipo IIIb de Gustilo. Pérdida amplia de las partes blandas, con despegamiento del periostio y exposición del hueso.

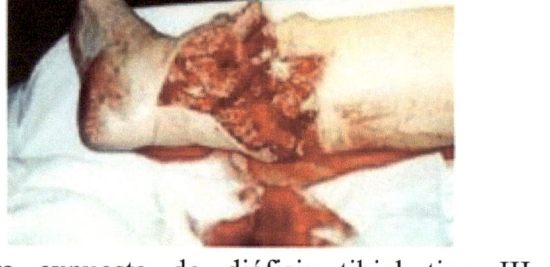

Figura 5. Fractura expuesta de diáfisis tibial tipo IIIc de Gustilo. Traumatismo de gran energía cinética sobre la pierna, con grave lesión ósea y de partes blandas, asociada a lesión arterial.

Evaluación Inicial En Primer Nivel de Atención

Cuando se manejan pacientes con trauma, incluidos aquellos con fracturas abiertas, el objetivo más importante es salvar la vida, el protocolo Advanced Trauma Life Support (ATLS) debe implementarse inmediatamente en la escena o en la sala de urgencias (6).

En el Departamento de Urgencias la atención inicial debe dirigirse hacia la reanimación del paciente, la valoración de las extremidades, excluido el control de una hemorragia, ha de efectuarse a continuación y si el estado del paciente lo permite (7).

La evaluación y manejo ortopédico debe comenzar tan pronto como se hayan estabilizado las condiciones inmediatas que amenazan la vida, tomando en cuenta los siguientes puntos:

- Conocer el mecanismo de la lesión es esencial para entender la cantidad de energía transferida al paciente y grado de contaminación ambiental.
- Una inspección sistemática de cada miembro es crítico; fracturas abiertas pueden no ser observadas si el médico examinador no expone circunferencialmente toda la extremidad.
- Las dimensiones, ubicaciones y grado de afectación de tejidos blandos y de heridas abiertas debe tenerse en cuenta antes de la reducción y/o entablillado.
- Un examen neurovascular completo se debe realizar y, si necesario, se deben obtener estudios vasculares para aquellas lesiones con un examen vascular cuestionable.
- Es extremadamente importante mantener un alto índice de sospecha de síndrome compartimental, especialmente en traumas de alta energía (8).

Manejo Inicial de fracturas expuestas
Las heridas amplias deben lavarse con un litro de suero ya en el momento inicial; la eliminación de contaminantes accesibles de inmediato, como hojas y ropa, puede ayudar a eliminar las fuentes de infección debido a que estos objetos extraños pueden ser empujados profundamente en el tejido blando después de reducir la fractura. El personal médico ha de utilizar técnicas estériles para no incrementar la contaminación de la herida durante la inspección; debe aplicarse un apósito estéril sobre la herida, el cual ya no debería retirarse hasta que el paciente se encuentre en el quirófano. La extremidad finalmente se colocará en una inmovilización y en posición aproximada de reducción(4,7).

La estabilización de las fracturas abiertas es básica y debe realizarse como tratamiento inicial con el desbridamiento. La estabilización de la fractura limita el movimiento en el foco, disminuye el riesgo de diseminación de las bacterias y restaura el alineamiento de la extremidad. También mejora el flujo vascular, el retorno venoso y reduce el edema, el dolor y las rigideces postraumáticas (9).

Antibioticoterapia la mayoría de los pacientes con este tipo de fracturas tienen heridas contaminadas con diversos microorganismos, la mayor parte de la infecciones en fracturas abiertas se deben a cepas de Staphilococcus aureus, Streptococcus sp., Enterococcus y bacilos gram-negativos como Pseudomona aeruginosa, Enterobacter o Proteus (9).

La administración temprana de antibióticos es un principio clave del manejo de las fracturas expuestas, los estudios disponibles sugieren que el tratamiento antibiótico debería ser iniciado lo antes posible tras producirse la fractura. Patzakis y Wilkin registraron una tasa de infección del 4,7% cuando el tratamiento se instauro durante las primeras tres horas frente a un 7,4% cuando el tratamiento se retrasó (10).

Se deben administrar antibióticos sistémicos a todos los pacientes, las opciones terapéuticas se encuentran en la Tabla 2 (11).

Tabla 2. Tratamiento Farmacológico en Fracturas Expuestas

Elección Del Antibiótico En Fracturas Expuestas		
Severidad de la Fractura	Cobertura Propuesta	Opciones Terapéuticas
Tipo I, II	Organismos gram-positivos O Organismos gram-negativos	Cefalosporina (1ra generación) O Cefalosporina (1ra generación) y aminoglucósidos (quinolona como alternativa para la cobertura gramnegativa)
Tipo III	Organismos gram-positivos y gram-negativos	Cefalosporina (1ra generación) y aminoglucósidos (quinolona como alternativa para la cobertura gram-negativa) O Piperacilina / tazobactam
Contaminación potencial con clostridium o lesiones vasculares	Cobertura adicional para organismos anaerobios	Penicilina O clindamicina O metronidazol

Fuente: Prevention of Infection In Open Fractures (11)

Algunos de los antibióticos más utilizados en el tratamiento de las fracturas expuestas se encuentran en la tabla 3.

Tabla 3. Antibióticos utilizados en el tratamiento de fracturas expuestas

Antibióticos Utilizados En El Tratamiento De Fracturas Expuestas	
Antibiótico	Dosis
Cefazolina (cefalosporina primera generación)	100 mg / kg / día divididos en 3 dosis cada 8 h, máx. 2 g por dosis
Gentamicina (aminoglucósido)	5-7.5 mg / kg / d dividido en 3 dosis cada 8 h
Penicilina	150,000 unidades / kg / día divididas en 4 dosis administradas cada 6 h, dosis máxima de 6 millones de unidades por dosis
Clindamicina	15-40 mg / kg / día dividido en 3 dosis cada 8 h, dosis máxima de 2.7 g / d

Fuente: Tomado de Acute Managment of Open Fractures (4)

La duración optima del antibiótico es tema de controversia, actualmente no hay evidencia que sugiera que la extensión de antibióticos por más de 24 horas disminuya las tasas de infección. Dellinger y sus colaboradores demostraron que no hay diferencia estadísticamente significativa en infecciones del sitio de fractura entre pacientes que recibieron un curso de 1 día de una cefalosporina de primera generación en comparación con un ciclo de 5 días de cefalosporina de primera o segunda generación (10).

Profilaxis Antitetánica

La profilaxis antitetánica es obligatoria en cualquier fractura abierta, salvo si han pasado menos de 5 años desde la última inmunización (debidamente certificado por el carné de vacunación). En las heridas muy contaminadas con inmunización hace más tiempo (5-10 años), se recomienda la revacunación. Si hace más de 10 años de la inmunización o si nunca se ha efectuado, se prescribe una inmunoterapia (250 UI de inmunoglobulinas humanas específicas) asociada a la vacunación (2).

Estudios de Imagen

Las radiografías deben contemplar el sitio de la fractura y los extremos proximal y distal de las articulaciones. En algunos casos, cuando se sospeche de lesión vascular puede ayudar la ecografía para aclarar las dudas. La tomografía puede ayudar en los casos que haya compromiso de las superficies de las articulaciones para planificar el tratamiento definitivo, después del tratamiento de emergencia (12).

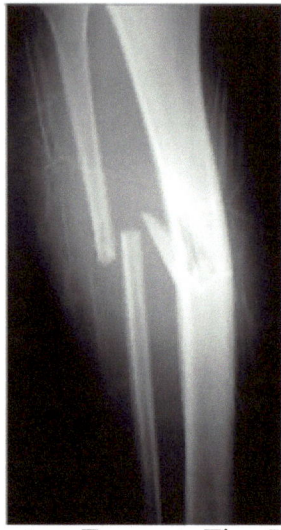

Figura 6. Fractura Expuesta Tipo II de Gustilo

Diagnóstico

El diagnóstico definitivo se realizará durante la intervención quirúrgica inicial donde se debe establecer la "zona de lesión". Esto delineará las verdaderas dimensiones de la herida en comparación con la herida de la piel, que no es más que la ventana a través de la cual la herida verdadera se comunica con el exterior. Este procedimiento a menudo requiere la extensión quirúrgica de la herida traumática, que debe planificarse cuidadosamente para minimizar cualquier daño adicional y debe realizarse teniendo en cuenta la fijación planeada y los posibles procedimientos de cirugía plástica para cubrir las heridas (10).

Complicaciones:

Las fracturas expuestas están asociadas a complicaciones como son: la infección con un porcentaje de hasta el 50% y los problemas de mala alineación con un porcentaje del 18% (13).

Se han descrito también: problemas de no unión, retardo de la consolidación ósea, ausencia de cobertura ocasionada por daño en los tejidos blandos e infección crónica (14). Otra complicación que puede presentarse secundaria a una fractura expuesta es el síndrome compartimental, el de tipo postraumático es una isquemia regional que predomina en las masas musculares y que produce una necrosis irreversible (15). Generalmente son las fracturas diafisiarias y la de los extremos distales las que más se exponen a esta complicación (15).

Entre los principales problemas vasculares que se pueden observar están: la hemorragia oculta y la isquemia aguda, problemas que muchas veces son difíciles de diagnosticar.

Amputación

La primera decisión en una fractura abierta es si puede salvarse la extremidad lo cual depende de muchos factores: edad, condición previa, lesión vascular, presencia de otras lesiones, entre otros. La amputación es el más radical de los desbridamientos y a algunos pacientes les salva la vida. La decisión de amputación inmediata la toma el equipo asistencial, con poca influencia por parte del paciente y su entorno. La amputación secundaria suele ser una decisión compartida entre el paciente y su traumatólogo, normalmente porque ambos pronostican una mala funcionalidad del miembro (9).

Johansen y sus colaboradores introdujeron la escala Mangled Extremity Severity Score (MESS) que incluye variables como edad, tiempo de isquemia y grado de lesión para intentar establecer un pronóstico de amputación secundaria (16).

Tabla 4. Escala MESS

MESS (Mangled Extremity Severity Score) Puntuación Para La Extremidad Severamente Lesionada	
A. Lesión de tejidos blandos/hueso	
- Baja energía (puntiforme, fractura simple, herida por arma de fuego "civil")	1
- Energía intermedia (fractura expuesta o múltiples fracturas, luxación)	2
- Alta energía (herida por arma de fuego "militar" o a quemarropa, lesión por aplastamiento)	3
- Muy alta energía (lo anterior más gran contaminación, avulsión de tejidos blandos)	4

B. Isquemia de la extremidad	
- Pulso reducido o ausente, pero perfusión normal - Sin pulso, parestesias, disminución de llenado capilar - Dedos fríos, paralizados, insensibles - (*Puntaje se dobla en caso de isquemia de más de seis horas)	*1 *2 *3
C. Choque	
- Presión sistólica siempre mayor de 90 mmHg - Hipotensión transitoria - Hipotensión persistente	0 1 2
D. Edad (en años)	
- Mayores de 30 años 0 - Entre 30 y 50 años 1 - Mayores de 50 años 2	0 1 2

Fuente: Objective Criteria Accurately Predict Amputation Following Lower Extremity Trauma (16)

El valor del MESS es el resultado de sumar las puntuaciones de los cuatro apartados, que se calculan al ingreso del paciente. Para Johansen (16), una puntuación de 7 o más indica que será necesaria la amputación.

Beneficios de la Fisioterapia Postquirugica

La importancia de la implementación de un programa de rehabilitación ortopédica y traumatológica para pacientes con discapacidades musculoesqueléticas debidas a traumatismos o cirugía tiene por finalidad mejorar la capacidad funcional, reducir los síntomas y retornar al paciente a su actividad habitual en el menor tiempo posible, el cual dispone de varias técnicas que pueden ser empleadas de acuerdo a cada caso que se enfrente el profesional capacitado, el cual debe implementarla lo más temprano posible para obtener beneficios a corto plazo (17).

En fisioterapia se debe tener muy claro que no es la fractura lo que se ha de tratar, sino todo lo que está relacionado, lesión de partes blandas y sobre las posibles complicaciones. También habrá que prever las derivadas de la misma inmovilización (rigidez articular, atrofia muscular, consideración, dolor, edema). En los casos de fracturas abiertas: mientras la cicatriz cutánea no esté cerrada, habrá que realizar todas las maniobras con guantes para evitar contaminación (18).

BIBLIOGRAFÍA

1. Jiménez D. Fracturas expuestas. Dia Med [Internet]. 1956;28(97):573–5. Available from: https://www.medigraphic.com/pdfs/revmedcoscen/rmc-2013/rmc134d.pdf.
2. Dubrana F, Genestet M, Moineau G, Gérard R, Nen D Le, Lefèvre C. Fracturas abiertas de la pierna. EMC - Apar Locomot [Internet]. 40(3):1–19. Available from: http://dx.doi.org/10.1016/S1286-935X(07)70951-6.
3. Court-Brown CM, Bugler KE, Clement ND, Duckworth AD, McQueen MM. The epidemiology of open fractures in adults. A 15-year review. Injury [Internet]. 2012;43(6):891–7. Available from: http://dx.doi.org/10.1016/j.injury.2011.12.007.
4. Halawi MJ, Morwood MP. Acute management of open fractures: An evidence-based review. Orthopedics. 2015;38(11):e1025–33.
5. Gustilo R, Anderson J. Prevention of infection in the treatment of one thousand and twenty-five open fractures of long bones. retrospective and prospective analyses. In: Classic Papers in Orthopaedics. Springer-Verlag London Ltd; 2014. p. 527–30.
6. Mauffrey C, Bailey JR, Bowles RJ, Price C, Hasson D, Hak DJ, et al. Acute management of open fractures: Proposal of a new multidisciplinary algorithm. Orthopedics. 2012;35(10):877–81.
7. Combalía Aleu A, García Ramiro S, Segur Vilalta JM, Ramón Soler R. Fracturas abiertas (I): evaluación inicial y clasificación. Med Integr [Internet]. 2000;35(02):43–50. Available from: http://www.elsevier.es/es-revista-medicina-integral-63-articulo-fracturas-abiertas-i-evaluacion-inicial-15354.
8. Schmidt AH. Acute compartment syndrome. Injury [Internet]. 2017;48:S22–5. Available from: http://dx.doi.org/10.1016/j.injury.2017.04.024.
9. Muñoz Vives JM, Caba Doussoux P, Martí i Garín D. Fracturas abiertas. Rev Esp Cir Ortop Traumatol. 2010;54(6):399–410.
10. AO Principles of Fracture Management. Ann R Coll Surg Engl. 2009;91(5):448.
11. Zalavras CG. Prevention of Infection in Open Fractures. Infect Dis Clin North Am [Internet]. 2017;31(2):339–52. Available from: http://dx.doi.org/10.1016/j.idc.2017.01.005.
12. Classification systems in orthopaedics. - PubMed - NCBI [Internet]. [cited 2019 Dec 16]. Available from: https://www.ncbi.nlm.nih.gov/pubmed/15089078.
13. Fernandez MA, Nanchahal J, Costa ML. Open tibial fractures. Orthop Trauma [Internet]. 2017;31(2):125–32. Available from: http://dx.doi.org/10.1016/j.mporth.2016.10.002.
14. Zumsteg JW, Molina CS, Lee DH, Pappas ND. Factors influencing infection rates after open fractures of the radius and/or ulna. J Hand Surg Am [Internet]. 2014;39(5):956–61. Available from: http://dx.doi.org/10.1016/j.jhsa.2014.02.008
15. Bonnevialle P. Complicaciones de las fracturas de las extremidades en el adulto. EMC - Apar Locomot [Internet]. 2006;39(3):1–15. Available from: http://dx.doi.org/10.1016/S1286-935X(06)47753-4

BIBLIOGRAFÍA

16. *Kaj J, Daines M, Howey T, Helfet D, Hansen S. mess.pdf [Internet]. Available from: https://pubmed.ncbi.nlm.nih.gov/2342140-objective-criteria-accurately-predict-amputation-following-lower-extremity-trauma/?from_single_result=Johansen+K%2C+Daines+M%2C+Howey+T%2C+Helfet+D%2C+Hansen+ST.+Objective+criteria+accurately+predict+amputation+foll*
17. *Pérez Fernández M. R. Rehabilitación en ortopedia y traumatología. Fisioterapia. 2004;26(6):357.*
18. *Miralles R. Fisioterapia básicas en el tratamiento de las fracturas y las luxaciones. Rehabil y Fisioter Cirugía Ortopédica y Traumatol en Zo menor Desarro [Internet]. 2016;(7):1–28.*

Available from:
http:www.urv.catmediauploadarxiusURV_SolidariaCOTContenidoTema_7/7.4.fisioterapia_en_el_tratamiento_de_las_fracturas_y_las_luxaciones.pdf

CAPITULO 2

ANAFILAXIA Y CHOQUE ANAFILÁCTICO
Autor: Dra. Denisse Angélica Paredes Montalvo

Anafilaxia y choque anafiláctico

Definición

Anafilaxia Es una reacción sistémica de hipersensibilidad, con severas manifestaciones clínicas, de instauración rápida y que es ocasionada por la actividad de los mediadores citoquímicos derivados de los mastocitos (tejido) y basófilos (sangre) (1).

Choque anafiláctico Es una reacción alérgica que de no ser tratada a tiempo puede volverse grave y mortal. Los mediadores derivados de basófilos y mastocitos provocan daño sistémico caracterizado por enrojecimiento de la piel, urticaria, angioedema, broncoespasmo, edema laríngeo, hipotensión, arritmias, daño miocárdico, síntomas gastrointestinales náuseas que llegan a vómito y dolor abdominal (2).

Fisiopatología

Cuando un alérgeno entra en contacto con la estirpe celular inmunológica y se activan los mastocitos y basófilos empieza una reacción ante este estímulo ocasionando liberación de mediadores como histamina, triptasa y diversas citosinas que producen reacciones alérgicas en órganos diana. Estas reacciones están mediadas por la actividad de la Ig E, a diferencia de la reacción anafilactoide que es causada directamente por sustancias liberadoras de mediadores celulares; como fármacos (morfina), factores físicos (ejercicio), trastornos del metabolismo de los leucotrienos (AINES, ácido acetil salicílico), activación del complemento (hemoderivados, contrastes radiológicos), etc (Ver tabla 1) . A partir de esto surge una florida clínica de carácter sistémico como lo es urticaria, angioedema y en casos más graves edema laríngeo, congestión visceral, arritmias cardíacas e hipotensión aguda entrando en un franco choque anafiláctico (2).

Etiología y factores de riesgo:

Las causas de anafilaxia son diversas, siendo por ejemplo dentro del hospital el uso de medicamentos o contacto de los niños y niñas con el látex utilizado por el equipo de salud. Fuera del hospital la causa principal en la inducida por los alimentos, por ejemplo el maní, galactosa, nuez, etc. Tener antecedente de alergias es un factor predisponente a este tipo de reacciones (2).

Existen tres mecanismos fisiopatológicos de este tipo de reacción alérgica:
- Anafilaxia mediada por Ig E: es una reacción de hipersensibilidad tipo I mediada por la Ig E ante el contacto de cierto tipo de alérgeno (ver table) (3).
- Anafilaxia no mediada por Ig E: llamada reacción anafilactoide en la cual se da una activación directa de los mastocitos/ basófilos y del complemento por el alérgeno (3).
- Anafilaxia por mecanismo desconocido: es también conocida como idiopática esta tiene por desencadenantes el ejercicio, ciclo menstrual, sulfitos alimenticios, etc (3).

Manifestaciones clínicas:
El inicio de la reacción alérgica y su aparición clínica depende del alérgeno, cantidad de administración (sustancias químicas, medios de contraste radiológico), vía de ingreso, estado inmunológico del paciente, etc. Generalmente es de instauración brusca aunque también puede tardarse varias horas. Los signos y síntomas característicos son: (2)
- Prurito, calor y rubor en boca y rostro.
- Debilidad y malestar general.
- Urticaria, angioedema.
- Sensación de cuerpo extraño en faringe.
- Tos seca y ronquera.
- Congestión nasal, estornudos.
- Disnea, sibilancias.
- Cólico abdominal, contracciones uterinas traducidas en dolor lumbar.
- Estupor y pérdida de conciencia.
- Manifestaciones cardiovasculares como hipotensión, arritmias y shock.

Dentro de pediatría es importante tomar en cuenta las reacciones alérgicas en lactantes por ser potencialmente mortales (2).

En este punto cabe mencionar la principal complicación de esta patología, el choque anafiláctico el cual como mencionamos tiene una clínica que evolucionar hacia un paro cardiorrespiratorio (3).

Diagnóstico:

•**Anamnesis:** debe ser completa y rápida para evitar la progresión fatal de la reacción anafiláctica. Incluir los antecedentes patológicos personales y familiares de alergias es fundamental. El probable agente causal, la cantidad de este (en caso de haber sido ingerido), la vía de entrada y el tiempo tras la exposición (2).

•**Examen físico:** el paciente debe ser observado de pies a cabeza a la vez que deben sr monitoreados sus signos vitales. La clínica es indispensable para llegar al diagnóstico correcto. (Ver tabla 4) (3).

•**Pruebas de laboratorio:** existen dos parámetros a evaluar en sangre, la histamina y triptasa en sangre. La histamina es el mediador que se activa en primer lugar entre 10 a 15 minutos tras la aparición se signos y síntomas alérgicos; sin embargo, su estudio es limitante puesto que el nivel desciende a los 30 minutos. No obstante, la metilhistamina en orina permanece elevada durante 24 horas. La triptasa por otra parte aumenta a los 30 minutos de la exposición y permanece así entre 1 a 2 horas posteriores, su ausencia no descarta anafilaxia.

Diagnóstico de anafilaxia

La anafilaxia es muy probable cuando se cumple uno de los tres criterios siguientes:
1. Inicio agudo (minutos a horas) de un síndrome que afecta a la piel y/o mucosas (ej. urticaria generalizada, prurito, eritema, "flushing" (sofoco), edema de labios, úvula o lengua), junto con al menos uno de los siguientes:
a. Compromiso respiratorio (ej. disnea, sibilancias, estridor, disminución del PEF, hipoxemia)
b. Disminución de la PA o síntomas asociados de disfunción orgánica (ej. hipotonía, síncope, incontinencia)
  2. Aparición rápida (de minutos a algunas horas) de dos o más de los siguientes síntomas tras la exposición a un alérgeno potencial para ese paciente:
     a. Afectación de piel y/o mucosas
     b. Compromiso respiratorio
     c. Disminución de la PA o síntomas asociados de disfunción orgánica
     d. Síntomas gastrointestinales persistentes (ej. dolor abdominal cólico, vómitos)
  3. Disminución de la PA en minutos o algunas horas tras la exposición a un alérgeno conocido para ese paciente:
     a. Lactantes y niños: PA baja o descenso superior al 30% de la TA sistólica*
     b. Adultos: PA sistólica inferior a 90 mm Hg o descenso superior al 30% sobre la basal.

Tabla 4, Diagnóstico de anafilaxia. Recuperado de: Sampson, H., Wang, J. and Sicherer, S. (2016). Anafilaxia. Nelson Tratado de Pediatría. Barcelona, España. Elsevier.

Tratamiento:

La anafilaxia es un cuadro que amerita su detección, manejo y resolución inmediata. Toma inicial y monitoreo de signos vitales. Asegurar vía aérea permeable. Vías parenterales para hidratación y posible aplicación de fármacos. (2)

Tratamiento	Mecanismo(S) Del Efecto	Posología	Comentarios: Reacciones Adversas
Tratamiento de urgencia por el paciente (dependiendo de la gravedad de los síntomas)			
Epinefrina (adrenalina)	Efectos Adrenérgicos a, B1,B2	0,01 mg/kg hasta 0,5 mg i.m. en la regón lateral del muslo. Peso 8-25 kg: Adrenaclick, Auvi-O, EpiPen Jr (0,15 mg) i.m. Peso >25 kg: Adrenaclick, Auvi-O, EpiPen (0,3 mg) i.m.	Taquicardia, hipertensión, nerviosismo, cefalea, náuseas, irritabilidad y temblor
Cetrizina (líquida) Alt: difenhidramina	Antihistamínico (compite por el receptor H1) Antihistamínico (compite por el receptor H1)	Cetirizina líquida: 5 mg/ 5 ml 0,25 mg/kg hasta 10 mg v.o. 1,25 mg/kg hasta 50 mg v.o. o i.v.	Hipotensión, taquicardia y somnolencia Hipotensión, taquicardia, somnolencia y excitación paradójica
Traslado a un centro de urgencias			
Tratamiento Por El Personal De Urgencias (Dependiendo De La Gravedad De Los Síntomas)			
Epinefrina (adrenalina)	Efectos Adrenérgicos a, B_1, B_2	0,01 mg/kg hasta 0,5 mg i.m. en la región lateral del muslo Autoinyector de epinefrina: 0,15 mg para 8-25 kg, 0,3 mg para >25 kg 0,01 ml/kg/dosis de solución al 1:100 hasta 0,5 ml i.m. Puede repetirse cada 10-15 minutos para la hipotensión grave: 0,01 ml/kg/dosis de	Taquicardia, hipertensión, nerviosismo, cefalea, náuseas, irritabilidad y temblor
Oxigeno y tratamiento de la vía respiratoria			
Expansores del Volumen			
Cristaloides (solución salina normal o lactato de ringer)		30 ml/kg en la 1a hora	Ajustar en función de la respuesta de la presión arterial Si se tolera colocar al paciente en decúbito supino con las piernas elevadas
Coloideos (almidón de hidroxietilo)		10 ml/kg seguido rápidamente de una inyección lenta	
Antihistamínicos			
Cetrizina (líquida)	Antihistamínico (compite por el receptor H1)	Cetirizina líquida: 5 mg/5 ml 0.25 mg/kg hasta 10 mg v.o.	Hipotensión, taquicardia y somnolencia
Alt: difenhidramina	Antihistamínico (compite por el receptor H1)	1,25 mg/kg hasta 50 mg v.o. i.m. o i,v	Hipotensión, taquicardia, somnolencia y excitación paradójica
Ranitidina	Antihistamínico (compite por el receptor H1)	1 mg/kg hasta 50 mg iv. Debe administrarse lentamente	Cefalea, confusión mental
Alt: cimetidina	Antihistamínico (compite por el receptor H1)	4 mg/kg hasta 200 mg i.v. Debe administrarse lentamente	Cefalea, confusión mental
Corticoides Metilprednisolona Prednisona Nebulizaciones de salbutamol	Antiinflamatorio B-Agonista	Solu-Medrol (i.v.) 1-2 mg/kg hasta 125 mg i.v. Depo-Medrol (i.m.) 1 mg/kg hasta 80 mg i.m. 1 mg/kg hasta 75 mg v.o. (0,83 mg/ml [3 ml]) mediante una mascarilla de O2	Hipertensión, edema, nerviosismo y agitación Hipertensión, edema, nerviosismo y agitación Palpitaciones, nerviosismo, estimulación del sistema nervioso central, taquicardia: empleo del suplemento de epinefrina cuando hay broncoespasmo resistente; puede repetirse

Tabla 5, Tratamiento de un paciente con anafilaxia. Recuperado de: Sampson, H., Wang, J. and Sicherer, S. (2016). Anafilaxia. Nelson Tratado de Pediatría. Barcelona, España. Elsevier.

Algoritmo de anafilaxia en urgencias

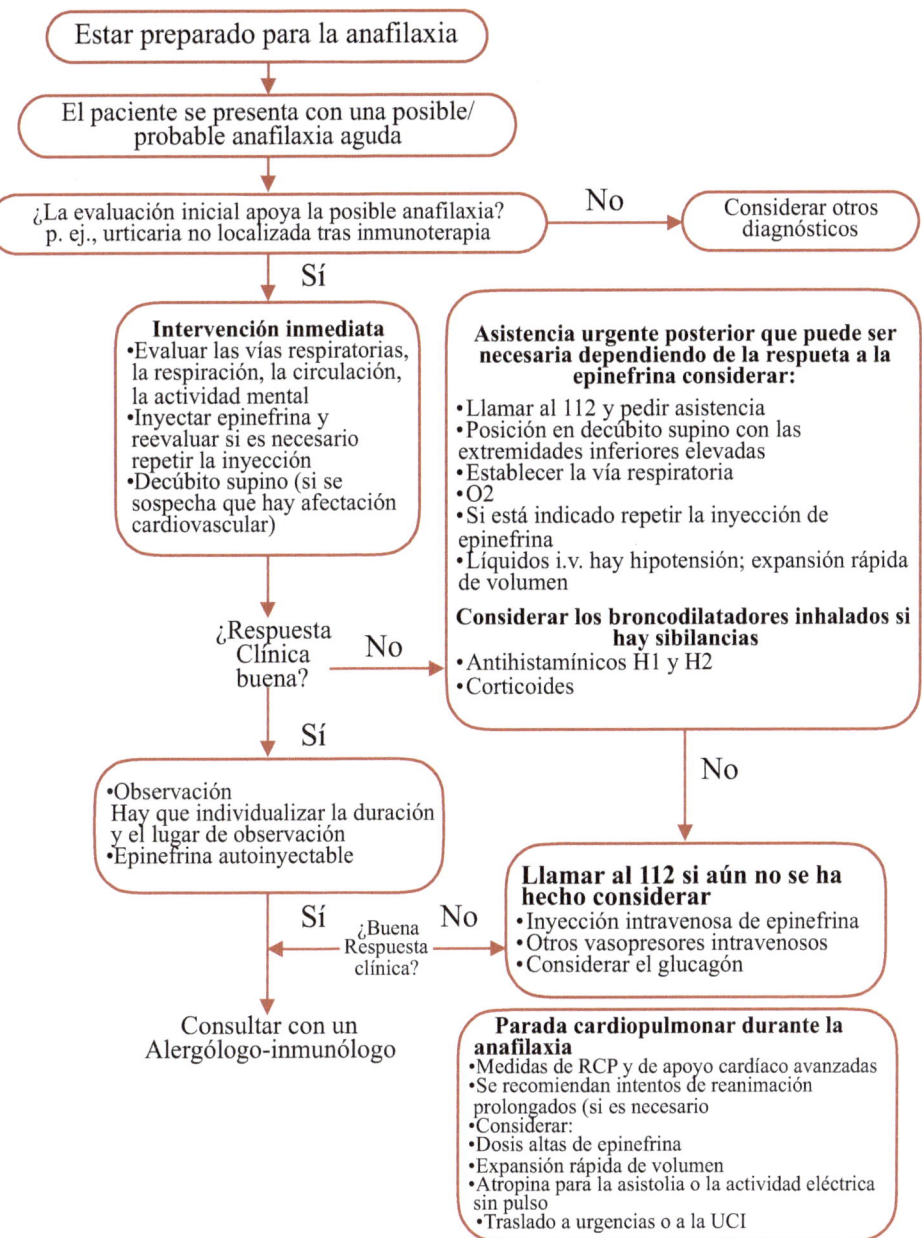

En países de América se utiliza el 911 para llamadas de emergencia
Figura 1, Anafilaxia en urgencias. Recuperado de: Sampson, H., Wang, J. and Sicherer, S. (2016). Anafilaxia. Nelson Tratado de Pediatría. Barcelona, España. Elsevier.

Alergia alimentaria y reacciones adversas
Definición
La alergia alimenticia se define a toda reacción desfavorable tras la ingesta de cierto tipo de alimento, de aditivo o conservante alimentario. Estas reacciones de dividen en: intolerancia y alergia a los alimentos. Siendo la primera una reacción fisiológica y la segunda una respuesta inmunitaria mediada o no por Ig E (4).

Las alergias alimentarias, tal como las enfermedades atópicas van aumentado a lo largo de los años y tienen predominio en países occidentales y con estilo de vida medio alto. Alrededor del 6% de los lactantes e infantes experimentan reacciones alérgicas hasta sus tres primeros años de vida. Los alimentos que causan mayores reacciones adversas en edades pediátricas son leche de vaca, maní, mariscos y huevo (4).

Fisiopatología:
- **Alergia alimentaria:** en pacientes que han sido sensibilizados por ciertos alérgenos alimenticios quedan formados complejos anticuerpos Ig E específicos los cuales se fijan a los receptores de mastocitos y basófilos, resultando la liberación de mediadores celulares y atracción de eosinófilos y linfocitos, que producen aumento de la permeabilidad vascular, secreción de moco y contracción de músculo liso lo que ocasiona la clínica florida de una reacción alérgica inmediata, además de un estado inflamatorio (4).
- **Intolerancia alimentaria:** son aquellas que no las ocasiona una reacción inmunológica. Siendo más frecuentes que las alergias. Las causas de esta intolerancia pueden ser de tipo metabólico (enzimática), gastrointestinal, neurológico e indeterminado (5).

Etiología y factores de riesgo:
Para describir los mecanismos de alergia e intolerancia alimentaria hablaremos de acuerdo a su clasificación.
Alergia alimentaria:
La causa principal es la sensibilización inmunológica a cierto tipo de alimentos y su estímulo posterior provoca la sintomatología.

Intolerancia alimentaria:

- **Intolerancia de causa enzimática:** es el tipo de intolerancia más frecuente y ocurre cuando existe un déficit enzimático específico que dificulta el metabolismo de cierto alimento o componente alimenticio (5).
- **Intolerancia a la lactosa:** es una afección de la mucosa intestinal a causa de un déficit parcial o absoluto de la enzima lactasa por lo cual no se metaboliza la lactosa. En mamíferos normalmente disminuye la cantidad de lactasa tras finalizar la lactancia (por un mecanismo que aún se desconoce); sin embargo, se mantiene en niveles óptimos para continuar asimilando los alimentos compuestos por lactosa el resto de la vida (5).

La enzima lactasa también denominada beta-D-galactosidasa es sintetizada siempre que exista al menos uno de los dos genes LCT situados en el brazo largo del cromosoma 2 (2q21). Cuando hay deficiencia de al menos uno de estos genes hay deficiencia en la producción de lactasa y por ende en la absorción de la lactosa (5).

La lactasa hidroliza a la lactosa es sus dos compuestos monosacáridos la glucosa y galactosa. Proceso que ocurre en las vellosidades de los enterocitos del yeyuno e íleon proximal, este medio es una zona gástrica casi estéril por lo que hay una escasa fermentación de la lactosa a ese nivel. Basta un 50% de actividad de la lactasa para que realice su actividad correctamente (5).

Este tipo de intolerancia se produce cuando la ingesta de lactosa es superior a la cantidad de lactasa para digerirla. Entonces, esta lactosa no digerida es fermentada en el colon en ácidos orgánicos como lo son el fórmico, acético o láctico, los que aumentan la carga osmótica. Además se producen otros compuestos como hidrógeno, acetaldehído, etanol y propanodiol responsables todos del cuadro clínico típico (6).

- **Intolerancia a la fructosa:** también llamada fructosemia es un trastorno hereditario autosómico recesivo en el que existe una reducción de la enzima fructosa-1-fosfato aldolasa hepática (aldolasa B). Es una enfermedad poco frecuente alrededor de 1:20.000. Dicha enzima se encarga de un par de reacciones, que son convertir fructosa-1-fosfato a gliceraldehído y dihidroxiacetona acetona y también cataliza la conversión de fructosa-1,6-difosfato a gliceraldehído-3-fosfato y dihidroxiacetona fosfato. La acumulación de la fructosa-1-fosfato produce hepatotoxicidad. (5). La fructosa es un carbohidrato que se ingiere en forma de sacarosa, la cual es hidrolizada en fructosa y glucosa a nivel de intestino delgado. Esta se encuentra en el azúcar de mesa, frutas, vegetales, jarabes, edulcorante artificial, etc (5).

- **Intolerancia al sorbitol:** este es un polialcohol utilizado en la industria alimenticia como edulcorante artificial y aditivo para mejorar viscosidad y/o humedad de ciertos alimentos y fármacos. Su absorción intestinal es limitada y por ende la ingesta de grandes cantidad (20-50g) ocasiona clínica gastrointestinal (5).
- **Intolerancia a la sacarosa:** esta enfermedad ex extremadamente rara, de tipo autosómica recesiva por la mutación del gen 3q25-q26 que codifica la enzima sucrasa-isomaltasa (5).

La deficiencia de esta enzima puede ser detectada cuando se introduce alimentación sólida a los infantes o al nacimiento si su alimentación se basó en leche de fórmula (5).

- **Intolerancia a galactosa:** la galactosemia es una enfermedad a causa de una pobre metabolización de la hexosa por parte de las enzimas galactocinasa, 4-epimerasa y uridintransferasa, por lo que esta se acumula en el organismo. La deficiencia de esta última es la más frecuente y grave causante de las galactosemias. La fuente principal de galactosa es la lactosa y por ende todos los alimentos que la contiene (5).
- **Intolerancia a la trealosa:** este compuesto es el azúcar de champiñones. Causada por una herencia autosómica dominante que provoca un déficit en la enzima trealasa que metaboliza dicho azúcar (5).
- **Otras intolerancias:** existen déficits enzimáticos a partir de errores congénitos del metabolismo de proteínas específicas que causan enfermedades raras como lo son la fenilcetonuria (deficiencia de la fenilalanina hidroxilasa), homocistinuria (cistationina beta sintasa), leucinosis (mutaciones en los genes que codifican las subunidades E1a, E1b y E2 del complejo deshidrogenasa del 2-cetoácido de cadena ramificada) (5).

•**Intolerancia alimentaria de causa química:** es causada por los aditivos que forman parte de ciertos alimentos, fermentación de quesos, vinos, crustáceos, etc. Su efecto adverso depende de la dosis (cantidad) y de su acumulación, cuando por ejemplo existe deficiencia en las enzimas (monoaminooxidasa MAO y diaminooxidasa DAO) implicadas en el metabolismo de la eliminación de estos compuestos. Las aminas vasoactivas son las sustancias participantes en estas reacciones adversas; tales como, histamina, tiramina, triptamina, serotonina, cafeína, teofilina, capsaicina, alcohol, etc) (5).

Existen fármacos que deprimen la función de las enzimas mencionadas como moclobemida, metamizol, cloroquina, isoniazida, acetilcisteína, ambroxol, etc (5). Los aditivos que son sustancias químicas añadidas a los alimentos con el objetivo de modificar ciertas características mas no su valor nutricional son causantes de intolerancias indeterminadas. Dentro de los aditivos directos se encuentran aspartame, colorantes, conservantes, correctores de la acidez, emulsificantes, estabilizadores, etc. Los aditivos indirectos son los que se añaden al alimento durante el proceso de empaquetamiento y almacenaje (5).

En nuestro medio los más usados son cloruros, nitratos, sulfitos, benzoatos, ácido láctico, ácido cítrico, tartracina (asma y urticaria), glutamato monosódico. (umami) (5).

Manifestaciones clínicas:
Para estudiar mejor los signos y síntomas los dividiremos según el órgano diana al que afectan.

•**Cuadro clínico digestivo:** suele ser el de presentación más frecuente con náuseas que llegan o no vómito, irritabilidad (lactantes), escaso aumento de peso (4). Puede presentarse el síndrome de la enterocolitis inducida por los alimentos (SEIPA) que se caracteriza por vómitos entre 1 a 3 horas después de haber recibido alimento, diarreas prolongadas e irritabilidad. Aparece los primeros meses de vida. Al tener exposición prolongada al estímulo adverso (leche de vaca y/o de soya, arroz, pescado, frutos secos, etc) el paciente puede tener distención abdominal, diarreas sanguinolentas, anemia deficiencia nutricional y retardo en el crecimiento. Suele remitir espontáneamente a los 3 años aproximadamente (4).

La proctocolitis inducida por proteínas alimentarias debuta en los primeros meses de vida en lactantes aparentemente sanos, alimentados con leche materna, de vaca o con sucedáneos, que presentan heces sanguinolentas en leve cantidad, generalmente no causa sintomatología sistémica como anemia (4).

La enteropatía inducida por proteínas alimentarias frecuenta lactantes con diarrea prolongada, esteatorrea, saciedad precoz, malabsorción y retraso del crecimiento. La variedad más frecuente y grave es la enfermedad celíaca la cual puede expresarse o permanecer silente. Causa malabsorción por pérdida de vellosidades e hiperplasia de las criptas digestivas. Que se manifiesta como diarrea crónica, esteatorrea, distención abdominal, flatulencias, retraso en el crecimiento y aftas orales (4).

Pacientes con deficiencia génica (HLA-DQ2 o HLA-DQ8) tienen manifestaciones tisulares ante la gliadina deaminada por una fracción del gluten que es la transglutaminasa tisular presente en trigo, cebada y arroz (4).

La esofagitis eosinofílica debuta en los primeros meses de vida y puede durar hasta la adolescencia, con un cuadro de reflujo gastroesofágico, vómitos, disfagia, dolor abdominal, irritabilidad y escaso aumento de peso (4).

La gastroenteritis eosinofílica tiene sintomatología similar a la esofagitis eosinofílica, la epidemiología es variable y predomina en pacientes atópicos. En casos severos existe hipoalbuminemia en este tipo de enteropatías (4).

El síndrome de la alergia oral (síndrome de la alergia a los alimentos asociada a polen) es una reacción mediada por Ig E en pacientes con rinitis alérgicas a pólenes. La clínica se limita a prurito en los labios, angioedema, orofaringe y sensación de cuerpo extraño en faringe. Los mismos son de rápido aparecimiento y corta duración tras la ingesta de frutas y verduras que tengan reactividad cruzada con el polen (4).

La anafilaxia gastrointestinal aguda está mediada por la Ig E con un cuadro de dolor abdominal agudo, vómitos, signos y síntomas alérgicos (4).

Cuadro clínico cutáneo: es frecuente que tras la ingesta de un alimento hayan manifestaciones en piel y faneras (4).

La dermatitis atópica (eccema) se caracteriza por prurito, eritema sobre todo en pacientes atópicos con asma o rinitis alérgica (4).

La urticaria y angioedema agudos son de inicio rápido tras la ingesta del alimento. Habones generalizados, eritema e intenso prurito. Se asocia a la ingesta de alimentos como leche de vaca, frutos secos, maní, semillas de amapola, sésamo, etc (4).

La dermatitis perioral es por contacto, no hace falta la ingesta del alimento, sino al acercarse a la boca y lengua productos como pasta dental, chicles, labiales, medicamentos y frutos cítricos que ocasionan un eritema perioral de remisión espontánea (4).

Cuadro clínico respiratorio: este tipo de manifestaciones se acompañan de las dos anteriores, no suelen debutar de forma aislada. Son similares a un cuadro rinítico agudo con estornudos, tos y en pocos casos sibilancias (4).

La anafilaxia es ocasionada con mayor frecuencia por alérgenos alimenticios, de no ser diagnosticada a tiempo podría ser mortal y pasar de manifestaciones cutáneas, gastrointestinales y cutáneas a un choque sistémico con hipotensión y arritmias, llevando a la muerte del paciente (4).

Diagnóstico
Anamnesis Como en todas las patologías es la piedra angular. Describir detalladamente los antecedentes patológicos personales de las niñas y niños y también de sus padres. El alimento que causó la reacción alérgica, la cantidad que se ingirió, hace cuánto tiempo, si se trata de una intolerancia o alergia alimenticia y si ya sucedió con anterioridad o es la primera vez (4).

Examen físico: observar de manera generalizada las manifestaciones cutáneas, gastrointestinales y cutáneas. Monitorizar signos vitales. Mantener vías disponibles tanto para hidratación como para terapia farmacológica (4).

Tratamiento: para facilitar el manejo de la alergia e intolerancia alimentaria lo vamos a dividir en: tratamiento etiológico, sintomático y específico.

Tratamiento etiológico: es la piedra angular dentro del manejo de la alergia e intolerancia alimentaria. Es importante detectar cuál es el alimento causante de las reacciones adversas para restringirlo de la dieta del niño. Evitar posibles alimentos de la misma familia para evitar reacciones cruzadas (7).

Tratamiento sintomático: el fármaco de elección en casos de anafilaxia, reacciones con trazas, asma, reacción repetitiva es la adrenalina administrada vía subcutánea 0.1-0.5 ml en concentración de 1:1000 (7).

En paciente con historia de atopia y de anafilaxia es recomendado además de las medidas preventivas, tener permanentemente una jeringa de adrenalina precargada. Dependiendo de los órganos diana afectados será importante el uso de broncodilatadores y antihistamínicos (7).

Tratamiento específico: una vez detectado el alimento que causa la alergia o la enfermedad que provoca la intolerancia alimentaria, los pilas de tratamiento son fármacos profilácticos con acción cromona y la hiposensibilización (7).
Así tenemos:
- Cromoglicato sódico: usado en las reacciones mediadas por Ig E evitando la degranulación mastocitaria. Recomendado para pacientes específicos y con un exhaustivo seguimiento se sus alergias alimentaria (7).

- Inmunoterapia: recomendado en paciente con cuadros de anafilaxia o con alergia a alimentos difíciles de sacar de la dieta. Aún se encuentra en discusión su eficacia en este ámbito (7).

Prevención:

La prevención debe ser de tipo primario; es decir, evitación de los potenciales alimentos perjudiciales para evitar sensibilización. Al detectar pacientes atópicos, ellos serán los principalmente vigilados en sus primeros meses de vida. Sin embargo; no podemos olvidar la que predisposición de presentar reacciones alérgicas viene determinada por la genética. No incluir en la dieta alimentos potencialmente alérgicos es importante (7).

Reacciones adversas a los fármacos
Definición:
Es una reacción anormal por parte del sistema inmunológico con manifestaciones generalmente sistémicas y que pueden ser mortales (10).

Fisiopatología:
La mayoría de los fármacos y sus metabolitos suelen ser indetectables por el sistema inmunológicos. Son detectados a partir de que se unen a una macro molécula mediante enlaces covalentes. El complejo hapteno-proteína forma un nuevo epítopo inmunógeno que provoca respuestas de los linfocitos T y B (10).

El metabolismo tardío o incompleto de ciertos fármacos da lugar a metabolitos tóxicos. La hidroxilamina es un metabolito producido por el citocromo P-450 oxidativo, media la reacción adversa a las sulfamidas (10).

Pacientes acetiladores lentos tienen mayor riesgo de estas reacciones adversas. Niños y niñas VIH positivos presentan reacciones tóxicas a ciertos fármacos por deficiencia de glutatión (10).

Etiología
Las reacciones a los fármacos son de dos tipos predecibles (tipo A), impredecibles (tipo B). Las primeras dependen de la dosis de los medicamentos, su mecanismo de acción y la susceptibilidad del paciente. Las del segundo tipo se relacionan únicamente con la predisposición genética del paciente y no con la dosis o acción del fármaco (10).

Dentro de las reacciones impredecibles están las idiosincrásicas, alérgicas y seudoalérgicas. Estas últimas están mediadas por basófilos y mastocitos y no por complejos inmunitarios (10).

La clasificación de Gell y Coombs han dividido las reacciones adversas a los fármacos mediadas inmunológicamente:

- Hipersensibilidad inmediata (Tipo I).- cuando un fármaco o su metabolito interactúa con anticuerpos Ig E específicos para ese medicamento previamente formados en los receptores de basófilos o mastocitos (10).
- Hipersensibilidad por anticuerpos citotóxicos (Tipo II).- en este tipo participan anticuerpos Ig M o Ig G los cuales reconocen antígenos formados en las membranas celulares (10).
- Reacciones por inmunocomplejos (Tipo III).- por exceso de antígenos – anticuerpos Ig G o Ig M que se depositan en vasos sanguíneos (10).
- Hipersensibilidad retardada (Tipo IV).- están mediadas por los linfocitos T específicos a ese medicamento o metabolito (10).

Los factores de riesgo para que se den este tipo de reacciones son la edad, exposición farmacológica previa, vía de administración, edad, dosis, esquema y sobre todo la predisposición genética (10).

Tipo de reacción alergica	Características inmunológicas	Características clínicas
Tipo I	Hipersensibilidad inmediata mediada por IgE	Anafilaxia, urticaria, angioedema y broncospasmo
Tipo II	Reacciones citotóxicas, mediadas por IgG e IgM	Citopenia, vasculitis
Tipo II	Reacciones por inmunocomplejos, mediadas por IgG e IgM	Vasculitis, enfermedad del suero
Tipo IV	Reacciones mediadas por inmunidad celular	Dermatitis de contacto

Tabla 1, Mecanismos de alergia medicamentosa. Recuperado de: https://www.uv.es/derma/CLindex/CLtoxicodermias/CLtoxicodermias.htm

Manifestaciones clínicas

La mayoría de reacciones medicamentosas tiene manifestaciones cutáneas, en casos severos pueden darse reacciones anafilácticas severas (10).

Diagnóstico

Anamnesis: Es importante realizar una historia clínica detallada para detectar si el tipo de reacciones son inmediatas, aceleradas que pueden tardar en aparecer hasta tres días después de la exposición y tardías que se observan pasados los tres días de exposición al medicamento (10).

Test diagnósticos: el más usado es el conocido como prick test que identifican reacciones de hipersensibilidad tipo I mediadas por Ig E. Existen otros marcadores de anafilaxia como la triptasa cuya elevación en sangre es fugaz; sin embargo, es útil para detección de anafilaxia (10).

Biopsia cutánea: usado en personas seleccionadas sobre todo para realizar diagnósticos diferenciales (10).

Pruebas in vitro: para determinación de Ig E específica como son RAST, ELISA, CAP-RAST que detectan varios medicamentos y sus reacciones (10).

Activación de basófilos inducida por fármacos (TAB): es un método del futuro que mide los marcadores de superficie de activación del basófilo (CD63, CD203), por medio de citometría de flujo (10).

Tratamiento:

La desensibilización progresiva es la administración progresiva de un alérgeno para que las células efectoras se vuelvan menos reactivas y es selectiva para pacientes con anticuerpos Ig E frente a un fármaco en particular (10).

BIBLIOGRAFÍA

1. Empendium. Anafilaxia y shock anafiláctico [Internet]. Enfermedades alérgicas. 2016. p. 9. Available from: https://empendium.com/manualmibe/chapter/B34.II.17.1.
2. Metcalfe DD, Sampson HA, Simon RA, Lack G. Alergias alimentarias. Reacciones adversas a alimentos y aditivos alimentarios. Elsevier Health Sciences Spain; 2016. 617 p.
3. Holguín-Gómez L, Adriana Vásquez-Ochoa L, Cardona R. Artículo de revisión Angioedema [Internet]. Vol. 63, Rev Alerg Mex. 2016 [cited 2020 Jan 5]. Available from: http://www.revistaalergia.mx
4. Espín Jaime B, Cenarro Guerrero Pediatra Sagasta-Ruiseñores Zaragoza TC, Rodríguez Delgado Pediatra Alpedrete Alpedrete JC, Ros Arnal I. Manifestaciones digestivas de la alergia alimentaria [Internet]. [cited 2020 Jan 5]. Available from: www.aepap.org
5. Intolerancia alimentaria [Endocrinol Nutr.2009]-Medes [Internet]. [cited 2020 Jan 5]. Available from: https://medes.com/publication/50465
6. Manuel J, Dra ZM, Baeza L, Jáuregui I, Senent CJ. LIBRO DE LAS ENFERMEDADES ALÉRGICAS DE LA FUNDACIÓN BBVA Dirigido por.
7. Medina Navarro DA, Martínez-Pérez M, Manuel Toro Monjaraz E, López-Pérez G. (No Title). Vol. 25. 2016.
8. Müller UR. Insect Sting Allergy. In: Allergy and Allergic Diseases, Second Edition. Wiley-Blackwell; 2009. p. 1980–94.
9. Pérez RP, Aguado IC. Manejo práctico de las picaduras de insecto en atención primaria. Pediatr Aten Primaria. 2015;17(66):159–66.
10. Herrera-Sánchez DA, Hernández-Ojeda M, Vivas-Rosales IJ. Epidemiological study on atopic dermatitis in Mexico. Rev Alerg Mex. 2019;66(2):192–204.

CAPITULO 3

EMERGENCIAS RESPIRATORIAS FRECUENTES EN PEDIATRÍA

Autor: Dra. Katherine Daniela Sarango Torres

Emergencias Respiratorias Frecuentes en Pediatría

Introducción

Las enfermedades del sistema respiratorio representan los principales motivos de consulta de atención primaria, y se encuentran entre las primeras causas de mortalidad sobre todo en la edad pediátrica.

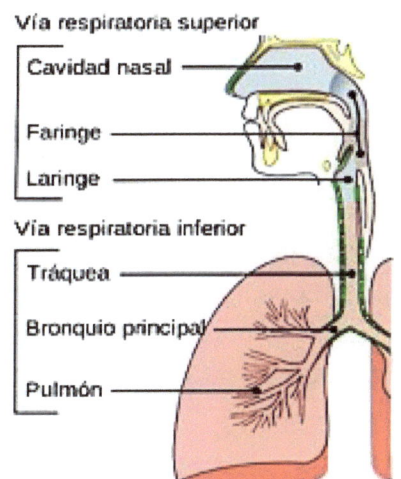

Las principales patologías del sistema respiratorio pueden ser por su etiología viral o bacteriana, y se dividen en patologías de la vía aérea superior e inferior.

Las infecciones vía aérea superior afectan la nasofaringe, orofaringe, laringe, oído y senos paranasales. Mientas que las de la vía aérea inferior afectan tráquea, bronquios, bronquiolos y pulmones.

Fuente: Sánchez T, Concha I. ESTRUCTURA Y FUNCIONES DEL SISTEMA RESPIRATORIO [Internet]. Neumología pediátrica. 2018 [cited 2 January 2020]. Available from: https://www.neumologia-pediatrica.cl/wp-content/uploads/2018/10/3_estructura.pdf

En este capítulo se tratarán las patologías más prevalentes en la emergencia del primer nivel de atención en población pediátrica.

Laringitis Aguda

Concepto

Es un síndrome clínico más frecuente en la infancia, caracterizado por inflamación y obstrucción aguda de la laringe y la vía aérea subglótica de etiología especialmente viral.

Aunque suele ser una enfermedad leve y autolimitada, puede ocurrir obstrucción significativa de la vía aérea superior (1).

Epidemiología

Aparece, principalmente, en niños entre 6 meses y 3 años, con una incidencia máxima en el segundo año de vida, e importante reducción a partir de los 6 años. Esto se debe a una glotis más alta, un espacio subglótico de menor tamaño por la influencia del cartílago cricoides, y tejidos submucosos laxos, menos fibrosos, en los primeros años de vida (1).

Es más común en varones, con una proporción hombre: mujer de aproximadamente 1,4:1. La historia familiar es un factor de riesgo, los niños cuyos padres tenían antecedente de laringitis tienen 3,2 veces más probabilidades de tener un episodio de laringitis y 4,1 veces más de tener laringitis recurrente (2).

Etiología

La etiología de la laringitis aguda subglótica es mayoritariamente de tipo viral. El parainfluenza tipo 1 es la causa más común de laringotraqueítis aguda (75%), ocasionando epidemias en los meses de invierno. Parainfluenza tipo 2, generalmente ocasiona cuadros más leves, y el tipo 3 causa casos esporádicos, pero más graves.

El virus sincitial respiratorio, adenovirus y coronavirus humano son causas relativamente frecuentes de laringitis. El sarampión es una causa importante de laringitis en áreas donde sigue siendo prevalente, y la influenza es una causa relativamente infrecuente de laringitis, pero se ha asociado con hospitalizaciones más prolongadas y mayor riesgo de reingreso. Rinovirus, enterovirus y herpes simple son causas esporádicas de laringitis leve. La etiología bacteriana es poco frecuente, pero Mycoplasma pneumoniae es responsable de algunos casos (3 %) (2).

Cuadro clínico

Los síntomas aparecen de forma gradual, con un cuadro de refriado común con rinorrea, tos leve y febrícula. En 12 a 48 horas, progresa y aparecen los síntomas típicos, disfonía, tos perruna y, si la obstrucción es significativa aparece estridor inspiratorio que es un sonido rudo que a un inicio solo aparece con la agitación o el llanto, al aumentar la gravedad aparece al reposo. La tos es disfónica, seca, metálica, a modo de ladrido.

El curso clínico suele ser fluctuante, con remisión en 2-7 días, aunque la tos puede persistir más tiempo.

Puede observarse una dificultad respiratoria progresiva muy variable, con tiraje de predominio supraesternal, pero incluso a los tres niveles. Los sonidos respiratorios pueden estar disminuidos. Predomina una respiración bradipneica, mientras que suele haber polipnea cuando hay afectación del tracto respiratorio inferior (laringotraqueobronquitis).

El intercambio gaseoso alveolar es normal, y solo habrá hipoxia cuando se va a producir la obstrucción casi completa. La hipoventilación marcada, palidez excesiva, cianosis y la alteración de la conciencia precisan una intervención inmediata (3).

TRIADA CARACTERISTICA:
- Disfonía
- Tos perruna
- Estridor inspiratorio

Diagnóstico

El diagnostico de laringitis es fundamentalmente clínico, donde hay que iniciar con una buena anamnesis y una rápida evaluación del estado general, signos vitales, estabilidad de la vía aérea y estado mental, esta exploración se debe realizar con el paciente tranquilo y evitando maniobras que produzcan el llano y como consecuencia el cierre de la vía aérea, tras esta evaluación se identifica a los niños con dificultad respiratoria severa e insuficiencia respiratoria inminente y poder actuar de la manera mas eficaz.

La evaluación radiológica no suele ser necesaria en la gran mayoría de los niños con laringitis aguda. Salvo que el diagnostico sea dudoso, de curso atípico, y si se sospecha de un cuerpo extraño. La radiografía anteroposterior de cuello puede mostrar el típico estrechamiento progresivo y simétrico de la tráquea con el vértice en la glotis, en la estenosis subglótica, denominado signo "en punta de lápiz", "de la aguja" o "del campanario" (Fig. 1), aunque no existe una buena correlación entre este hallazgo y la gravedad de la laringitis.

Fig 1: Estenosis subglótica (Signo de punta de lápiz)

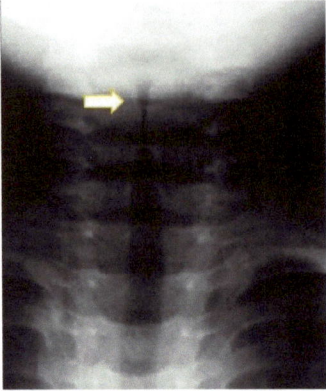

Fuente: KNUTSON D, ARING A. Viral Croup [Internet]. American Family Physician. 2004 [cited 3 January 2020]. Available from: https://www.aafp.org/afp/2004/0201/p535.html.

Para determinar el grado de severidad de la laringitis aguda, se han utilizado diferentes escalas de puntuación clínica, fundamentalmente: la escala de Westley (Tabla I), la más utilizada. Esta escala, aunque sea subjetiva y puede existir variabilidad inter observador, es útiles para determinar severidad y controlar la respuesta al tratamiento (4).

Escala de Westley (Tabla 1)	
Indicador de gravedad	**Puntuación**
Estridor respiratorio: • Ninguno • En reposo audible con fonendoscopio • En reposo, audible sin fonendoscopio	0 1 2
Tiraje • Ausente • Leve • Moderado • Grave	0 1 2 3
Ventilación (entrada de aire) • Normal • Disminuida • Muy disminuida	0 1 2
Cianosis • Ausente • Con la agitación • En reposo	0 4 5
Nivel de conciencia • Normal • Alterado	0 5
Leve < 3; Moderado 3-7; Grave >=7.	

Fuente: Marcos Temprano M, Torres Hinojal M. Laringitis, crup y estridor [Internet]. Pediatría Integral. 2017 [cited 2 January 2020]. Available from: https://www.pediatriaintegral.es/wp-content/uploads/2017/xxi07/02/n7-458-464_CarmenTorres.pdf

Tratamiento

En el primer nivel de atención debemos explicar el proceso a los padres, ya que es una patología benigna y autolimitada, de igual manera tranquilizar y molestar lo menos posible al niño. No explorar la faringe de entrada, si no colabora. Podemos aconsejar analgésicos y antitérmicos, que mejoren el bienestar del niño, y abundante hidratación (5).

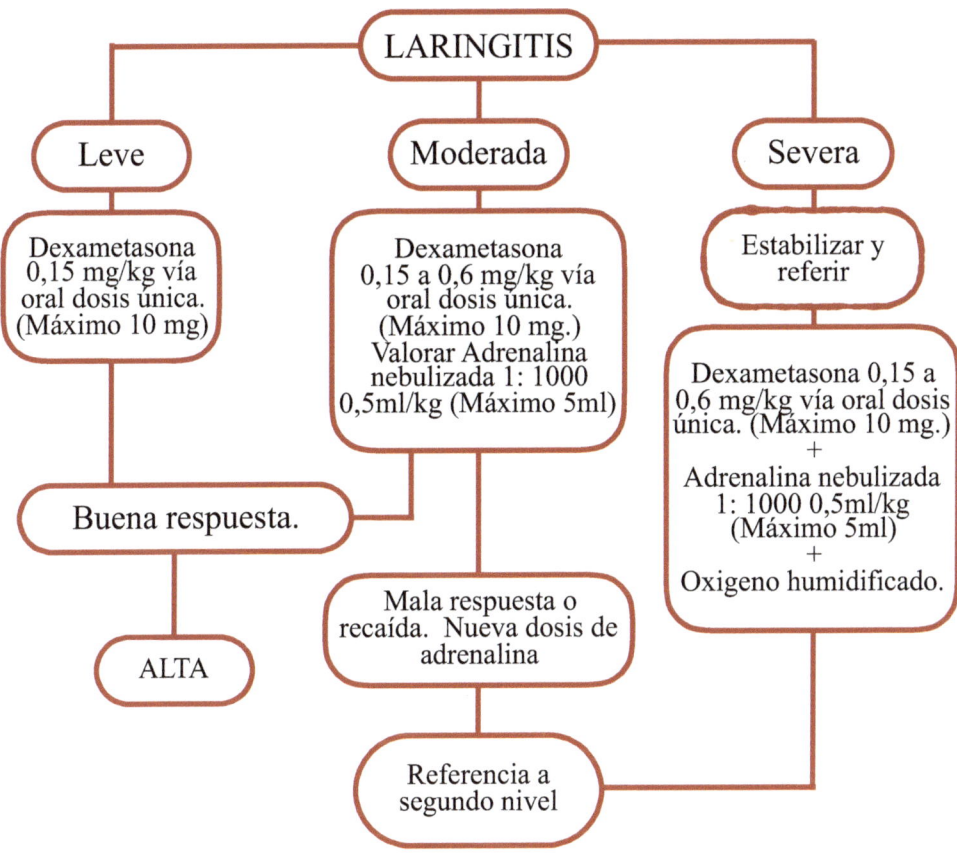

Elaborado por: Md. Katherine Sarango

Epiglotitis

Concepto

Es una inflamación de la región supraglótica, comprendiendo epiglotis y tejidos blandos que la rodean, que se producen por infección bacteriana que causan la obstrucción de la vía respiratoria de forma súbita que puede ocasionar la muerte.

Epidemiologia

La población pediátrica que mas se ve afectada es la comprendida entre los 2 a 5 años, sin embargo, se ha visto una reducción notable de la patología gracias a la vacuna sistémica contra su agente etiológico principal Haemophilus influenzae tipo B, la población de mayor riesgo ante esta patología es la población no vacunada o en quienes a fracasado la vacuna (6).

Etiología

Históricamente, Haemophilus influenzae tipo b era responsable de más del 90% de los casos de epiglotitis, en la actualidad, debido a la vacunación, este microorganismo ha sido casi erradicado en la edad pediátrica. Los microorganismos causales en la actualidad en la edad pediátrica incluyen Streptococcus pneumoniae, Staphylococcus aureus, H. influenzae no tipificable, H. influenzae, Haemophilus parainfluenzae, estreptococos β hemolíticos, Branhamella catarrhalis, y Klebsiella pneumoniae. H. influenzae de tipo B todavía sigue siendo una causa en niños no vacunados (6).

Cuadro clínico:

La epiglotitis se produce por la inflamación de estructuras supraglóticas las cuales producen una obstrucción de forma mecánica aumentando el esfuerzo respiratorio y causan, por último, insuficiencia respiratoria.

El cuadro inicia de forma súbita con fiebre, odinofagia, disfonía y aumento del trabajo respiratorio; en fases iniciales, puede haber estridor, más raramente ronquera, y, posteriormente, es típico el babeo por la dificultad para el manejo de las secreciones orales. El cuadro progresa con rapidez y en pocas horas la clínica puede estar completamente establecida. Los pacientes se muestran angustiados con un aspecto toxico lo cual produce que no haya un contacto visual, haya perdida de consciencia, cianosis, irritabilidad, dificultad para obtener un control. Un aspecto importante en la clínica de esta patología es la intolerancia a la posición horizontal, adoptando típicamente una posición denominada "en trípode": sentados con las manos apoyadas hacia atrás, el cuello extendido y la boca abierta, en un intento de conseguir la máxima apertura laríngea (7).

En la auscultación, destaca la hipoventilación bilateral, que contrasta con el importante esfuerzo respiratorio.

Diagnóstico

El diagnostico de inicio es la clínica del paciente, al realizar una anamnesis completa, la toma de signos vitales y una evaluación general inicia la sospecha clínica, donde debemos mantener al paciente tranquilo y permitirle estar en la posición que se sienta más a gusto, evitar realizar exámenes de laboratorio para evitar el llanto cuando la dificultad respiratoria es marcada se debe preparar para una vía aérea artificial para el caso de necesitar.

Con la sospecha se debe referir al paciente a segundo nivel donde el diagnóstico definitivo de epiglotitis se realiza mediante visualización directa de la región supraglótica, pero este procedimiento solo debe realizarse en el quirófano, con las condiciones óptimas para el establecimiento de una vía aérea segura. El hallazgo característico es el edema y enrojecimiento intenso de la epiglotis y de los tejidos blandos circundantes, en el caso no poder realizar es de gran ayuda una radiografía.

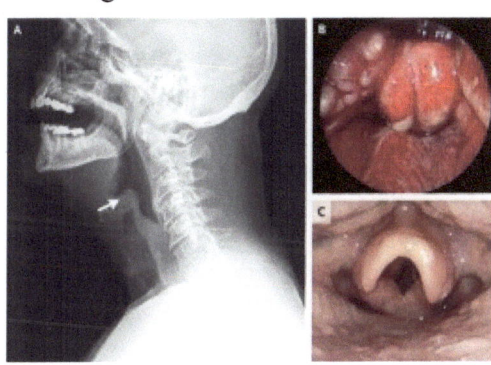

A. Radiografía lateral de cuello (Signo del pulgar)
B. Inspección directa de epiglotis inflamada
C. Epiglotis normal

Fuente: @Guia_ABE 29. 8. 2019 Available from: https://twitter.com/hashtag/epiglotitis?lang=cs

La radiografía lateral de cuello, preferentemente en hiperextensión, que nos permitirá también descartar otros procesos como laringotraqueítis, absceso retrofaríngeo o cuerpo extraño. La imagen habitual es una hipofaringe distendida y el clásico "signo del pulgar", que es consecuencia del engrosamiento de la epiglotis y de los pliegues aritenoepiglóticos.

La radiografía lateral de cuello, preferentemente en hiperextensión, que nos permitirá también descartar otros procesos como laringotraqueítis, absceso retrofaríngeo o cuerpo extraño. La imagen habitual es una hipofaringe distendida y el clásico "signo del pulgar", que es consecuencia del engrosamiento de la epiglotis y de los pliegues aritenoepiglóticos (8).

Tratamiento

En el primer nivel de atención cuando se sospecha de epiglotitis se debe referir al paciente para el tratamiento definitivo, solo se debe estabilizar con la colocación de oxigeno por cánula nasal o con mascarilla no se debe colocar vía para hidratación ya que produce llanto dificultando aun mas el cuadro, se debe conseguir una referencia inmediata antes de complicaciones.

En caso de dificultad respiratoria severa se debe estar listo para entubación endotraqueal o realizar traqueostomía de emergencia para salvar la vida del paciente.

En el segundo nivel de atención el tratamiento se basa en dos pilares, vía aérea y antibioticoterapia; para vía aérea se requiere la intubación endotraqueal hasta que el paciente haya sido estabilizado y la inflamación disminuya durante 24 a 48 h el tiempo total de intubación usual es < 60 h esto se debe realizar en quirófano. De igual manera de debe iniciar tratamiento empírico con un antibiótico resistente a la β-lactamasa, como ceftriaxona, 50 a 75 mg/kg IV 1 vez/día (máximo 2 g), hasta obtener los resultados del cultivo y el antibiograma (6).

La vacunación con la vacuna contra haemophilus influenzae tipo B (Hib) es una forma efectiva de prevenir la epiglotitis causada por Hib.

Bronquiolitis
Concepto

Se denomina como el primer episodio agudo de dificultad respiratoria con sibilancias y/o crépitos, precedido por un cuadro catarral de vías altas, que afecta a niños menores de 2 años, y en general tiene un comportamiento estacional (9).

La bronquiolitis es una infección viral del tracto respiratorio inferior que se caracteriza por inflamación, edema y necrosis de células epiteliales que revisten la vía aérea pequeña, aumentando la producción moco lo cual produce dificultad para respirar (10).

Epidemiologia
La población pediátrica mas afectada por esta patología es la menor de 2 años con una mayor cantidad de ingresos hospitalarios. La mayoría de los casos de bronquiolitis son causados por el virus sincitial respiratorio. En cuanto a género afecta mas al género masculino que al femenino en un 62% frente a un 38% respectivamente y se presenta más en etapa invernal.

Hay varios factores de riesgo que predisponen a que los niños presentes bronquiolitis, y se dividen en factores modificables como no modificables.

Tabla 2. Factores de riesgo de bronquiolitis aguda

No modificables	Modificables
Edad	Exposición a tabaco
Sexo masculino	Factores socioeconómicos
Hermanos en edad escolar	Niveles de Vitamina D
Recién nacido pretérmino	
Enfermedad pulmonar crónica	
Cardiopatía congénita	
Inmunodeficiencia	

Fuente: Wainwright C. Acute viral bronchiolitis in children- a very common condition with few therapeutic options. Paediatr Respir Rev. 2010;11:39-45

Etiología:
El principal agente etiológico de la Bronquiolitis son los virus siendo el mas común el Virus sincitial respiratorio con una frecuencia del 50 a 80%, y

como podemos ver en la tabla 3, va seguido por rinovirus y parainfluenza tipo 3, en general todos los virus causan la misma sintomatología, sin embargo, se ha observado que la bronquiolitis por rinovirus, tendría un curso clínico menos severo que la bronquiolitis por Virus sincitial respiratorio, con menos días de hospitalización (10).

Tabla 3: Frecuencia aproximada en porcentaje de etiología de Bronquiolitis

Virus Sincitial Respiratorio	**50-80 %**
Rinovirus	5-25 %
Parainfluenza tipo 3	5-25%
Metaneumovirus	5-10%
Adenovirus	5-10%
Coronavirus	5-10%
Influenza	1-5%
Enterovirus	1-5%

Fuente: Fuentes S. C, Cornejo C. G, Bustos B. R. ACTUALIZACIÓN EN EL TRATAMIENTO DE BRONQUIOLITIS AGUDA: MENOS ES MÁS [Internet]. Neumología Pediatríca. 2016 [cited 4 January 2020]. Available from: https://www.neumologia-pediatrica.cl/wp-content/uploads/2017/07/tratamiento-broncoquiolitis.pdf

Cuadro clínico

El cuadro clínico se inicia con sintomatología respiratoria alta como rinorrea, estornudos, fiebre baja e intolerancia oral, evolucionando a los dos o tres días con sintomatología respiratoria baja como tos, polipnea, retracción costal, sibilancias espiratorias y crépitos bilaterales a la auscultación.

Las apneas, especialmente en pacientes prematuros durante los primeros dos meses de vida, podrían ser una manifestación temprana de una bronquiolitis viral.

Para determinar el grado de severidad de la bronquiolitis hay varias escalas la mas común es la de Wood-Downes-Ferres Tabla 4.

Puntos	Sibilancias	Tiraje	Entrada de Aire	Cianosis	Frecuencia respiratoria	Frecuencia Cardiaca
0	No	No	Buena, simétrica	No	<30	<120
1	Final espiración	Subcostal e intercostal inferior	Regular, simétrica	Si	30-45	<120
2	Toda la espiración	Más supraclavicular y aleteo	Muy disminuida		45-60	
3	Inspiración espiración	Más supraesternal e intercostal superior	Tórax silente		>60	
Bronquiolitis leve 1-3 puntos, Bronquiolitis moderada 4-7 puntos, Bronquiolitis severa 8-14 Puntos.						

Fuente: Parra A, Jiménez C, Hernández S, García J, Cardona Á. Bronquiolitis: artículo de revisión [Internet]. Neumología Pediatrica. 2013 [cited 4 January 2020]. Available from: https://www.neumologia-pediatrica.cl/wp-content/uploads/2017/06/bronquiolitis.pdf

Diagnóstico

Al igual que en las otras patologías el diagnóstico es clínico iniciando con una buena anamnesis en busca de los factores de riesgo antes citados (Tabla 2); y con una exploración física general en la cual se presta mucha atención al estado de hidratación y signos de dificultad respiratoria, de igual manera prestar mucha atención a la auscultación pulmonar en busca de sibilancias, o hipoventilación, se debe aplicar la escala de Wood-Downes-Ferres para determinar la severidad de la bronquiolitis.

Las pruebas complementarias no se deben solicitar salvo circunstancias concretas como en niños con mala evolución o afectación grave. No se recomienda realizar analítica sanguínea en el paciente con una bronquiolitis aguda típica, ya que sus resultados son inespecíficos y no modifican la actitud terapéutica. Las radiografías de tórax no son necesarias en la evaluación de rutina y puede conducir al uso inadecuado de los antibióticos (12).

Tratamiento

El tratamiento de la bronquiolitis se basa fundamentalmente en medidas de apoyo o de soporte, no siendo necesario el uso de fármacos de forma rutinaria. La mayoría de los casos son leves, por lo que pueden ser tratados en el domicilio y controlados en Atención Primaria. Sin embargo, algunos niños pueden progresar hacia formas más graves, requiriendo estabilización y referencia a segundo nivel de atención.

En las medidas de soporte que se deben realizar en todos los casos:

Hidratación

El estado de hidratación debe ser valorado porque el aumento en la frecuencia respiratoria, las secreciones espesas, la fiebre e inapetencia pueden contribuir a la deshidratación; por lo tanto, pueden requerir rehidratación intravenosa o de sonda nasogástrica hasta que la alimentación mejore.

Oxígeno

La bronquiolitis puede generar grados variables de hipoxemia por lo que la administración de oxígeno es clave en la intervención terapéutica. La meta final es mantener una saturación de oxígeno normal, previniendo la hipoxia o la entrega insuficiente de oxígeno a los tejidos metabólicamente activos.

Desobstrucción nasal

Alivia la obstrucción de la vía aérea superior mejorando la alimentación, se realiza mediante lavado con suero fisiológico de manera delicada porque al hacerlo de manera brusca y excesiva se asociada a edema nasal y llevar a una obstrucción adicional.

Medidas posturales

Se coloca la cabecera levantada al menos 30° para mejorar la dinámica respiratoria.

Algoritmo para el manejo de Bronquiolitis en Primer nivel de atención

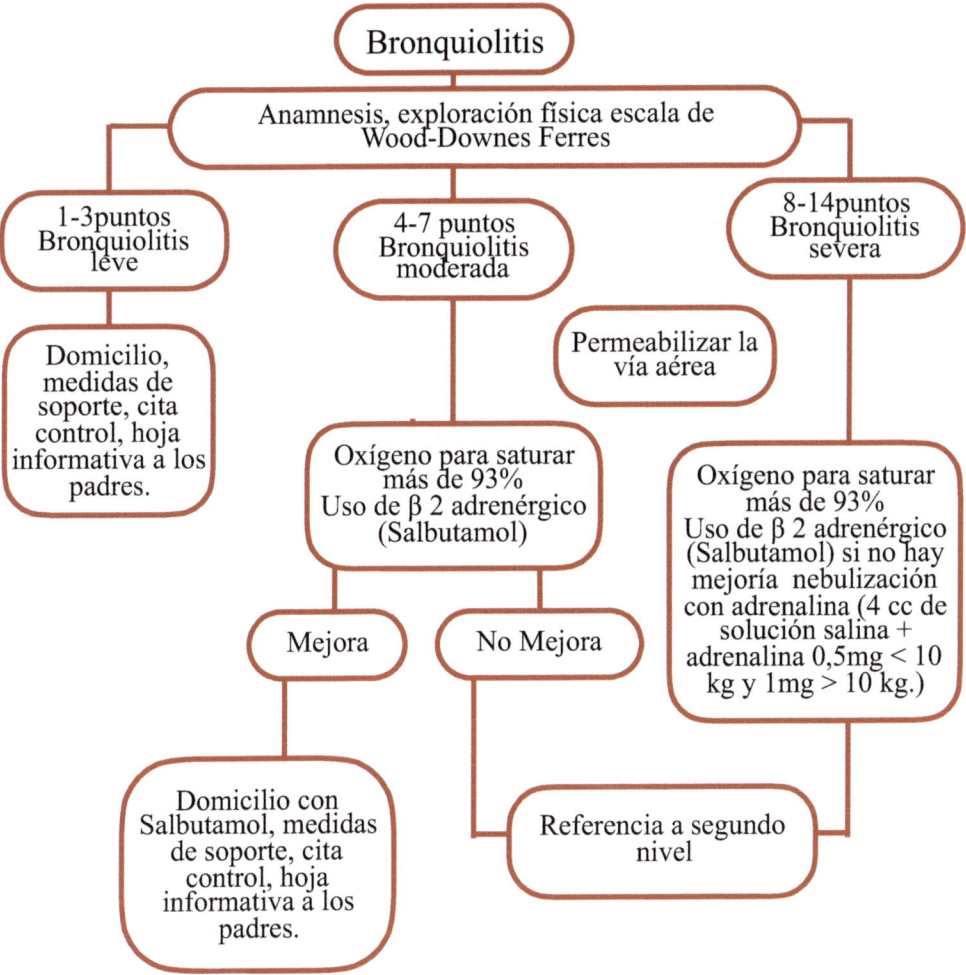

Fuente: Parra A, Jiménez C, Hernández S, García J, Cardona Á. Bronquiolitis: artículo de revisión [Internet]. Neumología Pediatrica. 2013 [cited 4 January 2020]. Available from: https://www.neumologia-pediatrica.cl/wp-content/uploads/2017/06/bronquiolitis.pdf

Resumen

	Etiologia	Clínica	Diagnostico	Tratamiento
LARINGITIS AGUDA	Viral: •Parainfluenza tipo 1 •Parainfluenza tipo 2, •Parainfluenza tipo 3 •Virus sincitial respiratorio •Adenovirus •Coronavirus	•Prodromo de resfriado comun. •Disfonía •Tos perruna •Estridor inspiratorio.	•Anamnesis, exploracion física. •Rx anteroposterior de cuello con signos de punta de lápiz.	•Leve: Dexametasona •Moderada dexametasona valorar adrenalina valorar referencia. •Severa: estabilizar y referir
EPIGLOTITIS	Bacteriana: •Haemophilus influenzae tipo b •Streptococcus pneumoniae •Staphylococcus aureus • H. influenzae no tipificable	•Inicio súbito •Fiebre •Odinofagia •Disfonía •Aumento del trabajo respiratorio. •Babeo •Postura de trípode.	•Anamnesis, exploracion física. •Rx lateral de cuello con signo de dedo pulgar. •Inspeccion directa de epiglotis.	•Oxigenoterapia •Referencia inmediata

BRONQUIOLITIS	Viral:
	•Virus sincitial respiratorio
	•Rinovirus
	•Parainfluenza tipo 3
	•Adenovirus
	•Coronavirus
		Inicia con sintomatología respiratoria alta:
		•Rinorrea
		•Estornudos
		•Fiebre baja
		•Intolerancia oral
		A los dos o tres días sintomatología respiratoria baja:
		  Tos
		  Polipnea
		  Retracción costal
		  Sibilancias espiratorias y crépitos bilaterales a la auscultación.
			•Anamnesis, exploracion física.
			•Escala de severidad respiratoria.
				•Leve: medidas de soporte
				•Moderada Medidas de soporte mas salbuamol y oxigenoterapia si es necesario valorar referencia
				•Severa: estabilizar y referir

Elaborado por: Md. Katherine Sarango T.

BIBLIOGRAFÍA

1. Roosevelt GE. Obstrucción inflamatoria aguda de las vías superiores. En: Kliegman RM, et al., eds. Nelson. Tratado de Pediatría, vol. 2, 19ª ed. Barcelona: Elsevier; 2013. p. 1503-7.
2. Marcos Temprano M, Torres Hinojal M. Laringitis, crup y estridor [Internet]. Pediatría Integral. 2017 [cited 2 January 2020]. Available from: https://www.pediatriaintegral.es/wp-content/uploads/2017/xxi07/02/n7-458-464_CarmenTorres.pdf
3. Rosychuk RJ, Klassen TP, Metes D, et al. Croup presentations to emergency departments in Alberta, Canada: a large population-based study. Pediatr Pulmonol. 2010; 45: 83.
4. Callén Blecua M, Cortés Rico O. El pediatra de Atención Primaria y la laringitis aguda-crup. Documentos técnicos del Grupo de Vías Respiratorias de la AEPap. 2010. Último acceso: 3 de enero de 2020. Disponible en: http://www.respirar.org/index.php/grupo-vias-respiratorias/protocolos.
5. Arroba Basanta M. Laringitis aguda [Internet]. Anales de Pediatría/ Asociación Española de Pediatría. 2003 [cited 2 January 2020]. Available from: https://www.analesdepediatria.org/es-laringitis-aguda-crup--articulo-13054787
6. Sasaki C. Epiglotits [Internet]. Manual MSD. 2018 [cited 3 January 2020]. Available from: https://www.msdmanuals.com/es-ec/professional/trastornos-otorrinolaringol%C3%B3gicos/trastornos-bucales-y-far%C3%ADngeos/epiglotitis
7. Hernández Rastrollo R. Obstrucción aguda de la vía respiratoria superior en niños [Internet]. Pediatría integral. 2014 [cited 3 January 2020]. Available from: https://www.pediatriaintegral.es/wp-content/uploads/2014/xviii04/03/229_243.pdf
8. Pfleger A, Eber E. Management of acute severe upper airway obstruction in children. Pediatr Resp Rev. 2013; 14: 70-7.
9. Meissner HC. Viral Bronchiolitis in Children. N Engl J Med 2016;374:62-72
10. Fuentes S. C, Cornejo C. G, Bustos B. R. ACTUALIZACIÓN EN EL TRATAMIENTO DE BRONQUIOLITIS AGUDA: MENOS ES MÁS [Internet]. Neumología Pediatríca. 2016 [cited 4 January 2020]. Available from: https://www.neumologia-pediatrica.cl/wp-content/uploads/2017/07/tratamiento-broncoquiolitis.pdf
11. Wainwright C. Acute viral bronchiolitis in children- a very common condition with few therapeutic options. Paediatr Respir Rev. 2010;11:39-45
12. Parra A, Jiménez C, Hernández S, García J, Cardona Á. Bronquiolitis: artículo de revisión [Internet]. Neumología Pediatrica. 2013 [cited 4 January 2020]. Available from: https://www.neumologia-pediatrica.cl/wp-content/uploads/2017/06/bronquiolitis.pdf

CAPITULO 4

MANEJO DE LA CRISIS ASMÁTICA EN EL ADULTO EN APS

Autor: Dra. Linda Marcela Rodríguez Rodríguez

Manejo de la crisis asmática en el adulto en APS

Cualquier paciente con asma tiene riesgo de desarrollar exacerbaciones, cuya gravedad puede ser desde leve hasta muy grave llegando a necesitar hospitalización y en raras ocasiones culmina con la muerte1. Mientras exista control del asma no habrá razón para llegar a la crisis asmática, sin embargo, la realidad es que continúa siendo muy frecuente la consulta en urgencias por una exacerbación de asma (1).

Definición
Se define como crisis asmática al aumento agudo o subagudo y progresivo de los síntomas respiratorios como disnea, sibilancias, tos, expectoración y opresión torácica, con respecto al estado habitual del paciente, que en ocasiones puede ser la manifestación inicial del asma.

Epidemiologia
La OMS calcula que en la actualidad unos 235 millones de personas sufren de asma. La tasa de letalidad del asma es relativamente baja en comparación con otras enfermedades crónicas; no obstante, en 2005 fallecieron 255 000 personas por esa causa (2).

Según el INEC en el Ecuador en 2013 se reportaron 211 hospitalizaciones por Estado asmático o Crisis asmática severa, la mayoría (131) en niños de 1 a 4 años3. En 2018 hubo 2333 hospitalizaciones por asma, la mayoría en mujeres (1235) y en total 5 defunciones por esta causa (4).

Fisiopatologia
La alteración funcional básica en el asma es la obstrucción del flujo aéreo causada por una disminución del calibre de la vía aérea, en especial durante la espiración. Esta obstrucción suele ser episódica (crisis o exacerbación asmática) y parcial o completamente reversible de forma espontánea o con el tratamiento apropiado. Aunque durante una exacerbación la obstrucción puede ocurrir en cualquier nivel del árbol traqueobronquial, la vía aérea periférica parece ser el principal sitio de obstrucción (5).

Durante la crisis asmática no solo se observa broncoconstricción, sino que destacan la inflamación y el edema de la mucosa con aumento de la producción de secreciones y formación de tapones mucosos6.Todo comienza con un desencadenante como los alérgenos, la polución ambiental, laboral, infecciones, cambios climáticos, estrés, drogas y otros, los mismos que actúan sobre la vía aérea poniendo en marcha mecanismos inflamatorios y/o de remodelación con engrosamiento de la pared de la vía respiratoria lo que concluye en aumento de la resistencia y del trabajo respiratorio, ineficiencia del intercambio gaseoso y fatiga muscular que si no es tratada a tiempo terminará en insuficiencia respiratoria. (Figura 1)

Se han descrito dos tipos de evolución en las crisis asmáticas:

 a) Tipo 1 u obstrucción progresiva: se presenta en el 80 a 90% de los pacientes, se ve con mayor frecuencia en mujeres, la obstrucción progresa lentamente (en días o semanas). El desencadenante más frecuente es la infección de la vía aérea y se caracteriza por presentar un gran componente inflamatorio en las vías aéreas con predominio eosinofílico. La resolución de este tipo de crisis es lenta (6).

b) Tipo 2 o deterioro súbito: es más frecuente en hombres, la obstrucción es aguda, presentándose en minutos u horas. Los desencadenantes más frecuentes son los alérgenos, el ejercicio y el stress. Predomina el broncoespasmo con poco componente inflamatorio y con predominio neutrofílico (6).

La respuesta al tratamiento en general es rápida.

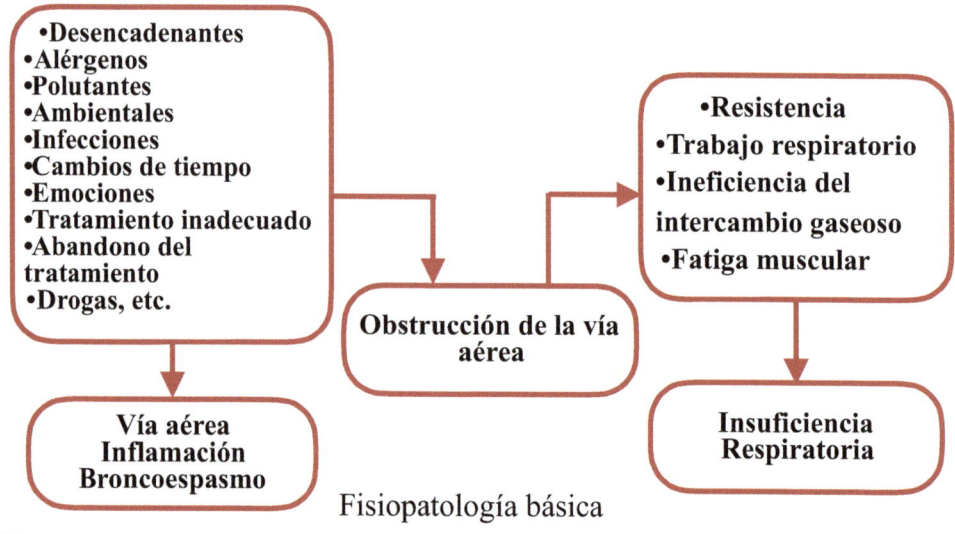

Fisiopatología básica

Cuadro Clínico

El cuadro clínico suele ser variable por lo cual se debe realizar una anamnesis exhaustiva, se deben considerar: el antecedente previo de asma, síntomas y signos clínicos de sospecha como sibilancias, disnea, tos, opresión torácica de aparición e intensidad variables ante la presencia de desencadenantes (infecciones víricas, alérgenos, humo del tabaco, ejercicio, sustancias químicas), los cambios en la medicación de control o a su vez aumento en la dosis del tratamiento de mantenimiento durante al menos 3 días (7).

La intensidad de las exacerbaciones es variable en ocasiones cursa con síntomas leves e indetectables por el paciente, y en otras con episodios muy graves que ponen en peligro su vida (7).

El paciente puede presentarse al interrogatorio disneico, con dificultad para hablar (habla solo en frases o palabras), puede presentar tos. Al examen físico puede estar lúcido (por lo general en crisis leves) o somnoliento y obnubilado en las crisis muy severas, se pueden auscultar sibilancias por lo general espiratorias, puede o no haber uso de la musculatura accesoria, en cuanto a los signos vitales estos pueden estar normales o alterados depende de la severidad de la exacerbación. Tabla I

Diagnóstico

La crisis asmática es un evento potencialmente letal si no se evalúa y trata de forma adecuada. Por este motivo es esencial realizar una adecuada evaluación inicial del paciente que incluye tres puntos (8):

1. Confirmar que se trata de una exacerbación asmática.
El diagnostico en su mayoría se realiza en pacientes con historia previa de asma acompañado de la clínica descrita anteriormente, sin embargo, en pacientes sin historia previa se debe plantear diagnóstico diferencial con la insuficiencia cardiaca congestiva, la enfermedad pulmonar obstructiva crónica (EPOC) reagudizada, el embolismo pulmonar, la obstrucción laríngea, traqueal o bronquial de diversa etiología o con el síndrome de hiperventilación 8. Una vez confirmado que se trata de una Crisis Asmática es de gran ayuda identificar el desencadenante de la misma; los

desencadenantes más frecuentes son las infecciones respiratorias, la exposición a alérgenos, la toma de medicamentos como el ácido acetil salicílico (AAS) u otros antiinflamatorios no esteroideos, el neumotórax o neumomediastino (8).

2. Establecer la gravedad de la crisis

La gravedad de la exacerbación determina el tratamiento y, por lo tanto, es esencial hacer una evaluación rápida inicial del paciente. Deben valorarse de entrada los signos y síntomas que indiquen extrema gravedad o riesgo vital del paciente, la crisis asmática se puede clasificar, según su gravedad, en leve, moderada y grave; la leve puede ser atendida en Atención Primaria, mientras que la moderada-grave debe ser manejada en Urgencias hospitalarias, por la posible necesidad de ingreso a la Unidad de Cuidados Intensivos (UCI). La Tabla I, recoge los datos de la anamnesis, la exploración física y los datos objetivos de obstrucción, para clasificar la crisis asmática.

TABLA I. Criterios para establecer la gravedad de la crisis asmática (adaptado de la GEMA)				
	Leve	Moderada	Grave	Muy Grave
Disnea	Andar	Sentado	Hablando	
Lenguaje	Párrafos	Frases	Palabras	
Nivel de conciencia	Normal	Normal	Disminuida	Confuso
Frecuencia respiratoria	Aumentada	Aumentada	> 30 min	
Uso de musc. accesoria	Normal	Intercostal Esternocleidomastoideo	Todos Aleteo nasal	Movimiento paradójico
Sibilancias	Espiratorias	Insp.-Esp.	Insp.-Esp.	Silencio
Frecuencia cardiaca	< 100	100-120	> 120	Bradicardia
Peak-flow (PEF)	> 70%	50-70%	33-50%	< 33%
PaO2	Normal	> 60 mmHg	< 60 mmHg	
Saturación basal de O2	> 95%	90-95%	< 90%	
PaCO2	< 45 mmHg	< 45 mmHg	> 45 mmHg	

Fuente: Tomado de https://www.revistadepatologiarespiratoria.org/descargas/pr_10-4_209-212.pdf

Siempre debe hacerse la valoración de manera individual, con las herramientas que se dispongan y con el objetivo fundamental de definir la severidad del cuadro, que es lo más importante de la valoración inicial (1).

3. Identificar a los pacientes con asma de riesgo vital (ARV).

Se entiende como aquella crisis de asma aguda y muy grave que, o bien causa la muerte del paciente, o bien cursa con hipercapnia de más de 50 mmHg y/o una acidosis con pH inferior a 7.30.

Factores que predisponen al asma de riesgo vital
Episodios previos de ingreso en UCI, o intubación/ventilación mecánica.
Hospitalizaciones frecuentes en el año previo.
Múltiples consultas a los servicios de urgencias en el año previo.
Rasgos (alexitimia), trastornos psicológicos (actitudes de negación) o enfermedades psiquiátricas (depresión) que dificulten la adhesión al
Comorbilidad cardiovascular.
Abuso de agonista β2 -adrenérgico de acción corta
Instauración súbita de la crisis.
Pacientes sin control periódico de su enfermedad.
UCI: unidad de cuidados intensivos.

Fuente: Tomado de GUÍA ESPAÑOLA PARA EL MANEJO DEL ASMA 2019.

Tratamiento

El tratamiento dependerá del nivel de gravedad de la crisis asmática, la crisis leve se puede manejar en primer nivel de atención, la moderada y grave deben ser trasladadas a 2do y 3er nivel de atención. El objetivo inmediato del tratamiento de una crisis es preservar la vida del paciente, revirtiendo la obstrucción al flujo aéreo y la hipoxemia de la forma más rápida posible; y posteriormente, instaurar o revisar el plan terapéutico para prevenir nuevas crisis (7).

Es importante destacar que toda exacerbación que se considere como de riesgo vital, (paro cardiorrespiratorio inminente) debe ser trasladada a un nivel de mayor complejidad por la necesidad de UCI ante la posibilidad de necesitar intubación orotraqueal y/o ventilación mecánica. La base del tratamiento debe incluir la administración de broncodilatadores agonistas β2 -adrenérgicos de acción rápida (salbutamol o terbutalina) (SABA), corticoides y oxígeno, si lo precisa. No es necesario añadir bromuro de ipratropio en crisis leves, ni deben prescribirse antibióticos de forma rutinaria (7).

Los agonistas β2 -adrenérgicos de acción corta inhalados (SABA) son la piedra angular en el tratamiento de la exacerbación asmática. Actúan produciendo broncodilatación a través de la relajación del músculo liso bronquial y la disminución de la permeabilidad vascular que reduce el edema de la mucosa. Otros mecanismos asociados son la mejoría de la depuración mucociliar que facilita la eliminación de secreciones y la inhibición de la liberación de mediadores inflamatorios (6).

Se emplea salbutamol a dosis de 200 a 400 µg con cámara de inhalación (de 2 a 4 inhalaciones) cada 20 minutos durante la primera hora. Cuando la respuesta es buena, se continúa con salbutamol a dosis de 2 inhalaciones cada 3-4 horas hasta la remisión de la crisis (7).

El uso de **glucocorticoides sistémicos** acelera la resolución de las exacerbaciones y previene las recaídas, excepto en crisis muy leves, deben administrarse siempre y de forma lo más precoz posible, especialmente si:
a) No se consigue una reversión de la obstrucción pulmonar con SABA inhalados.
b) El paciente estaba tomando ya glucocorticoides orales.
c) El paciente ha tratado ya su pérdida de control previa con otras opciones terapéuticas sin éxito.
d) Existen antecedentes de exacerbaciones previas que requirieron glucocorticoides orales (7).

La dosis diaria es de 0,5 a 1 mg de prednisona/kg, máximo 50 mg, manteniendo la misma dosis entre 5 a 10 días, suspendiéndola sin necesidad de reducción progresiva con el fin de conseguir una mejoría más rápida y evitar así las recaídas precoces (7).

Oxigenoterapia Ajuste el oxígeno para mantener la saturación de 93 a 95% en adultos y adolescentes, 94 a 98% en niños de 6 a 12 años (8).

Revisión de la respuesta

1. **Monitoree a los pacientes estrechamente y con frecuencia** durante el tratamiento, realizando ajustes en el mismo según la respuesta, traslade a un nivel de atención superior si no responde al tratamiento o si se tratase de una crisis grave (9).

2. **Antes del alta, gestione el tratamiento continuo** siempre se debe revisar el tratamiento de base, su cumplimiento y los posibles desencadenantes. Evaluar el grado de educación del paciente para el asma y los factores de riesgo social para prevenir otras crisis. Revisar la técnica del uso del inhalador

3. **Gestione un seguimiento temprano** después de cualquier exacerbación se debe llamar al paciente para ver la evolución del cuadro en un plazo de 2 a 7 días en adultos y dentro de 1 a 2 días en el caso de niños (9).

Manejo de las exacerbaciones del asma en la atención primaria

Urgencias y emergencias en el primer nivel de atención

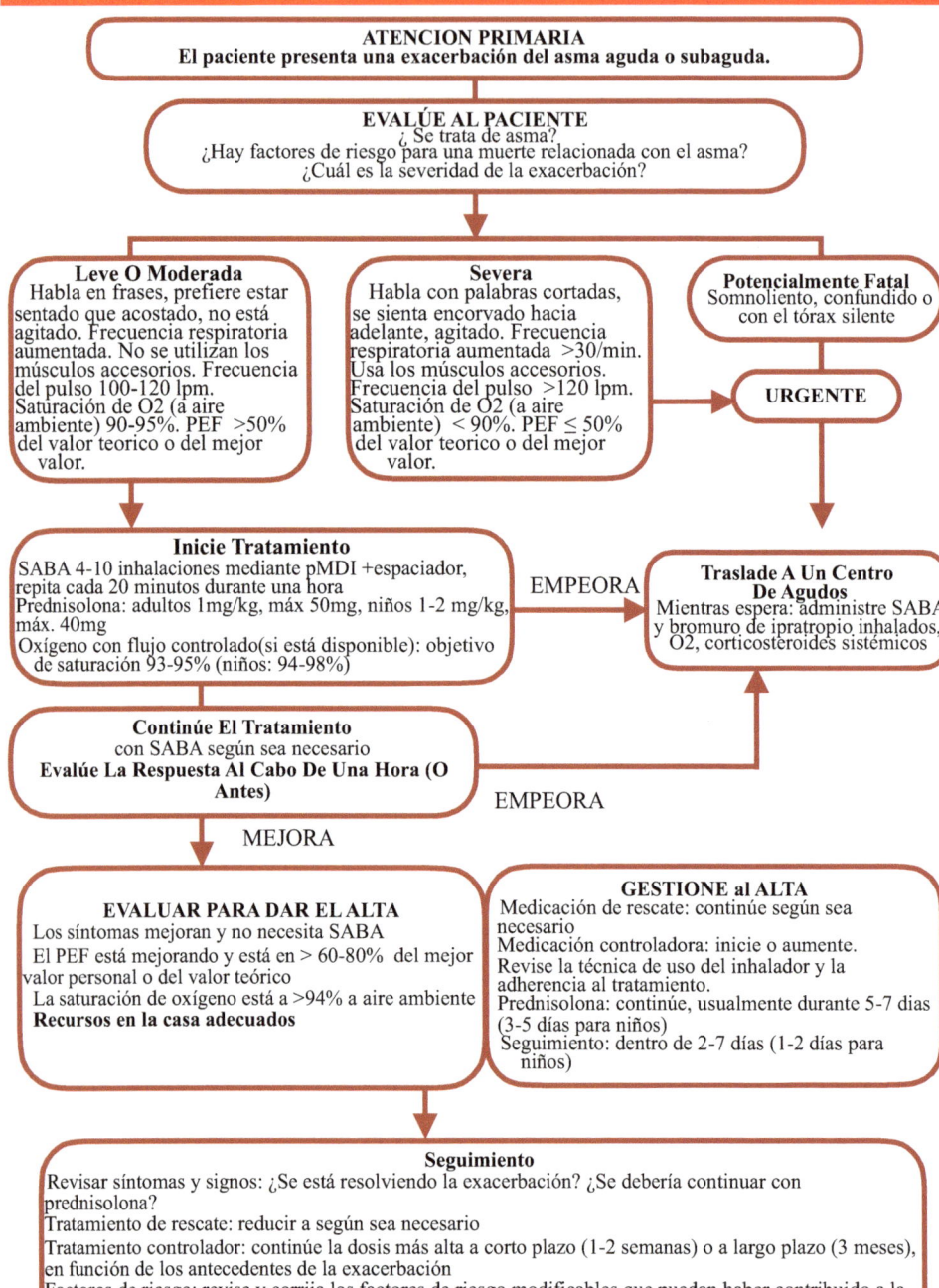

Fuente: Transcrito por Linda Rodríguez de la Guía de bolsillo para el manejo y la prevención del asma (para adultos y niños mayores de 5 años) GINA 2019

Pronostico de los Pacientes

El pronóstico es variable dependiendo de la intensidad y rapidez con la que se instaura la crisis asmática, y de la respuesta al tratamiento, cada exacerbación es una falla al tratamiento de base, por lo cual es importante identificar las causas del ¿por qué? se desencadenó la crisis. Las crisis asmáticas leves por lo general se resuelven en primer nivel de atención con buena respuesta y sin necesidad de hospitalización. Casi 20 a 30% de los pacientes que acuden a urgencias con una crisis grave terminarán hospitalizados y menos de 10% de los asmáticos que acuden a urgencias serán admitidos en la UCI (6).

El asma tiene un bajo rango de mortalidad comparado con otras enfermedades pulmonares, sin embargo, siguen ocurriendo decesos, típicamente en pacientes mal controlados y cuya enfermedad se deteriora en un periodo de días o semanas, antes de una exacerbación fatal y muy rara vez las muertes ocurren súbitamente.

Recomendaciones

1. La evaluación de la crisis asmática debe ser individualizada y con las herramientas que se tengan a la mano.
2. Ante una crisis asmática es necesario el tratamiento inmediato y la constante valoración de la respuesta al mismo.
3. Es indispensable realizar una buena anamnesis para llegar a las causas de la exacerbación y de esta manera poder prevenir futuras crisis asmáticas.
4. Es fundamental la educación terapéutica al paciente, el mismo que deberá aprender a reconocer una exacerbación y las medidas que debe tomar al presentarse la misma. Una vez controlada la crisis el paciente debe ir a casa con un plan educativo mínimo que incluya la comprobación de la técnica de inhalación y administración de un Plan de Acción por escrito.

BIBLIOGRAFÍA

1.. Carlos Adrián Jiménez González, Luis Torre Bouscoulet. Diagnóstico y tratamiento de la crisis asmática en adultos. NEUMOLOGÍA Y CIRUGÍA DE TÓRAX [INTERNET]. 2009 [citado 2 enero 2020];68(S2): S123-S133. Disponible en: https://www.medigraphic.com/pdfs/neumo/nt-2009/nts092g.pdf
2. Who.int [Internet]. Suiza: Organización Mundial de la Salud, 1948 [actualizado agosto 2017; citado 2 de enero del 2020]. Disponible en: https://www.who.int/features/factfiles/asthma/es/ecuadorencifras.gob.ec [Internet]. Quito- Ecuador: Instituto Nacional de estadística y censos INEC, 2007 [actualizado 2013; citado 2 de enero del 2020]. Disponible en:https://www.ecuadorencifras.gob.ec/documentos/web-inec/Estadisticas_Sociales/Camas_Egresos_Hospitalarios/Publicaciones-Cam_Egre_Host/Anuario_Camas_Egresos_Hospitalarios_2013.pdf
3. ecuadorencifras.gob.ec [Internet]. Quito- Ecuador: Instituto Nacional de estadística y censos INEC, 2007 [actualizado 2018; citado 2 de enero del 2020]. Disponible en: https://www.ecuadorencifras.gob.ec/camas-y-egresos-hospitalarios/
4. Mario Humberto Vargas Becerra. Fisiopatología del asma. NEUMOLOGÍA Y CIRUGÍA DE TÓRAX [INTERNET]. 2009 [citado 2 enero 2020]; 68(S2): S111-S115. Disponible en:https://www.medigraphic.com/pdfs/neumo/nt-2009/nts092e.pdf
5. 6Menga Guillermo, Lombardi Dora, Saez Scherbovsky Pablo, Wustten Carlos Sebastián, Uribe Echavarría Loli, Raimondi Guillermo A, et al. Recomendaciones prácticas para el manejo de la crisis asmática en pacientes adultos. ramr[INTERNET]. 2015 [citado 2 enero 2020]; 15(4):325-335. Disponible en: https://www.redalyc.org/articulo.oa?id=382143170009
6. GUÍA ESPAÑOLA PARA EL MANEJO DEL ASMA [en línea]. Madrid: LUZÁN 5, S.A; 2019 [citado 2 enero 2020]. Capítulo 4. Exacerbación asmática. Disponible en https://www.semg.es/images/documentos/GEMA_4_4.pdf
7. Steen. Manejo de la crisis de asma en urgencias. REV PATOL RESPIR [INTERNET]. 2007 [citado 2 enero 2020];10(4): 209-212. Disponible en: https://www.revistadepatologiarespiratoria.org/descargas/pr_10-4_209-212.pdf
8. GINA 2019. Guía de bolsillo para el manejo y la prevención del asma (para adultos y niños mayores de 5 años) [en línea]. Disponible en:https://ginasthma.org/wp-content/uploads/2019/07/GINA-Spanish-2019-wms.pdf
9. Guía de Práctica Clínica sobre Asma GPCasma [en línea]. Disponible en:http://www.avpap.org/gtvr/GPCasma.pdf
10. Sánchez Rodríguez, M.A. Sánchez Quiroga, A. Pereira Vega. Manejo de agudización asmática. Asma de riesgo vital. Neumosur [INTERNET]. [citado 2 enero 2020]; 331-338. Disponible en:https://www.neumosur.net/files/EB03-29%20asma%20agudo.pdf

BIBLIOGRAFÍA

11. Maria Monserrate Ganchozo Pincay, Ginger Alexandra Macías Corral, Marlon Jose Rivadeneira Rodriguez, José Andrés Sánchez Acebo. Fisiopatología de los problemas respiratorios en pacientes asmáticos. recimundo[INTERNET]. 2019 [citado 2 enero 2020]; 3(3): 942-961. Disponible en: http://www.recimundo.com/index.php/es/article/view/635/843
12. -Mario R. Lanza.El Manejo de la Crisis Asmática. Rev Med Hondur [INTERNET]. 2008 [citado 3 enero 2020]; 76(4):170-176. Disponible en: http://www.bvs.hn/RMH/pdf/2008/pdf/Vol76-4-2008-9.pdf

CAPITULO 5

ACCIDENTE OFÍDICO
Autor: Dr. Luis Fernando Ramírez Guerrero

Accidente ofídico

Definición

El accidente ofídico o mordedura de serpiente como se lo conoce más comúnmente, es un encuentro repentino y fortuito (el animal nunca persigue o busca al hombre) entre un ser humano y un animal que carece de extremidades, con boca dilatable y cuerpo largo y estrecho revestido de una epidermis escamosa que muda todos los años, y que es venenoso en algunas especies, el cual resulta en envenenamiento tras una mordedura por la inoculación y/o trasporte de una toxina, que, dentro del organismo de la persona, provoca una sintomatología característica en la salud de la víctima (1).

Epidemiologia

Las mordeduras de serpiente son un problema de salud pública desatendido en muchos países tropicales y subtropicales. Cada año se producen unos 5,4 millones de mordeduras de serpiente, que causan entre 1,8 y 2,7 millones de casos de envenenamiento, entre 81 410 y 137 880 muertes, y aproximadamente el triple de amputaciones y otras discapacidades permanentes.

La mayoría de los casos se producen en África, Asia y Latinoamérica. En Asia hay hasta 2 millones anuales de personas envenenadas por mordeduras de serpiente, mientras que en África se calcula que cada año hay 435 000 a 580 000 mordeduras que necesitan tratamiento. Estos casos suelen producirse en mujeres, niños y trabajadores rurales de comunidades pobres de los países de ingresos bajos y medianos, la mayoría de ellos en países que disponen de sistemas de salud débiles y escasos recursos médicos (2).

En Ecuador existen alrededor de 230 especies de serpientes de las cuales 41 son venenosas y 35 son altamente peligrosas para el ser humano, 24 de la familia Elapidae (2 de género Leptomicrurus, 21 de género Micrurus, 1 de género Pelamis) y 17 de la familia Viperidae (1 de género Bothriechis, 3 de género Bothriopsis, 3 de género Bothrocophias, 6 de género Bothrops, 2 de género Lachesis, 2 de género Porthidium). Están concentradas principalmente en áreas cuyas alturas no son superiores a los 2.500 metros sobre el nivel del

Mar (m.s.n.m), en zonas de clima tropical y subtropical (3,4).

En el año 2019 se reportaron un total de 1424 mordeduras de serpiente a nivel de todo el país, donde la provincia con mas casos reportados es la de Manabí con un total de 260 que representa un 18.25% del total, seguido por las provincias de Morona Santiago y Esmeraldas con 197 y 128 respectivamente. La prevalencia de mordeduras según el grupo etario fue mayor en adultos entre los 20 y 49 años de edad y con mayor prevalencia en hombres vs. mujeres. Además, cabe recalcar que del total de casos reportados 234 casos fueron reportados como casos graves de los cuales 5 fueron fatales (1 femenino; 4 masculino) (3).

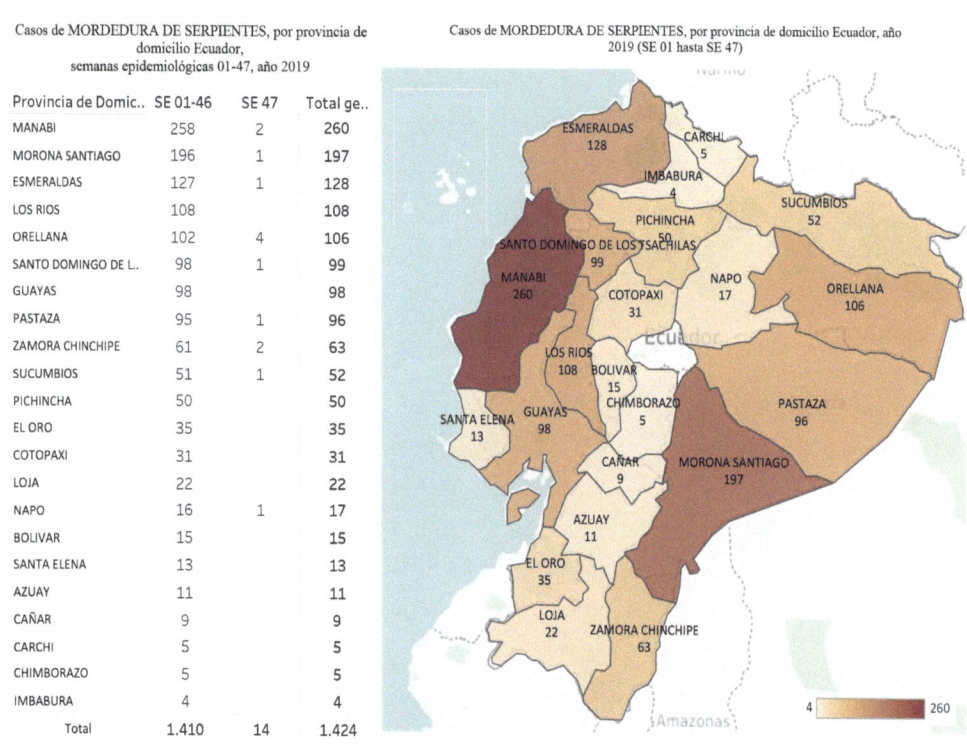

Fuente: Ministerio de Salud Pública, Subsecretaria de Viilancia de la Salud Pública, Dirección Nacional de Vigilancia Epidemiológica.

Tipos de serpientes y sus características

El Ecuador por tener una gran biodiversidad posee una gran variedad de especies de serpientes, sin embargo, son pocas las que son potencialmente riesgosas para el ser humano. Las principales familias que encontramos en el país son la Viperidae y Elapidae, de las cuales se derivan sus diferentes especies.

Familia Elapidae: Se caracterizan por su gran mortalidad debido a su potente veneno neurotóxico, son pequeñas y pueden tener entre dos y tres colores en forma de anillos a lo largo de su cuerpo.

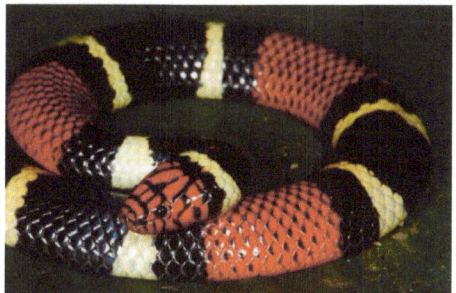

Figura 1: Serpiente Coral

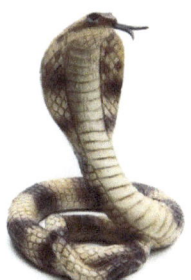

Figura 1: Serpiente Cobra

Familia Viperidae: Su nombre más común es Toboba, el veneno de estas serpientes induce manifestaciones locales y sistémicas por su alta concentración de factores anti-coagulantes y mio-necrotizantes. En los casos de complicaciones o demora en el tratamiento, el envenenamiento puede resultar en discapacidad o letalidad. Pueden ser diferenciadas por su fisionomía entre venenosas y no venenosas, lo cual constituye una gran ventaja a la hora de decidir la conducta terapéutica si el paciente acude con el animal que lo atacó (1, 5).

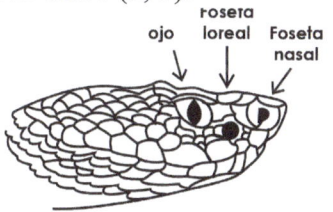

TOBOBA VENENOSA:
- cabeza triangular
- pupila vertical
- 4 fosetas o "agujeros"

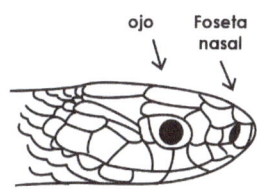

FALSA TOBOBA:
- cabeza no triangular o triangular.
- pupila esférica o vertical
- 2 fosetas

Fuente: Instituto Clodomiro Picado, Costa Rica.

Fisiopatología

Familia Elapidae: Los envenenamientos por elápidos se caracterizan por la neurotoxicidad, pues la acción de las toxinas se centra en el bloqueo de la unión neuromuscular. La actividad de las neurotoxinas se enfoca en dos niveles: pre-sináptica y post- sináptica, esta última por la unión de α-neurotoxinas al receptor de acetilcolina de la placa motora de la fibra neuromuscular, con el objetivo de bloquear los receptores nicotínicos colinérgicos. Las neurotoxinas de acción post-sináptica están presentes en todos los venenos de Micrurus, mientras que las toxinas de efecto pre-sináptico se describen solamente en algunos venenos de corales. La afectación en la transmisión neuromuscular tanto pre como post-sináptica está dada por potentes toxinas como las fosfolipasas A2 y las proteínas de la familia de "tres dedos".

En general, en los venenos de serpientes corales predomina la acción post-sináptica, lo que se manifiesta con cuadros clínicos de afectación neurológica como la parálisis flácida. Las mordeduras por serpientes de la familia Elapidae también pueden generar efectos miotóxicos, los cuales son mediados básicamente por la fosfolipasa A2 de clase I. No obstante, desde el punto de vista clínico la miotoxicidad no es un efecto importante en envenenamientos por Micrurus, en los que predomina la neurotoxicidad. (1,5). En la mayoría de los casos los signos y síntomas se desencadenan al cabo de varias horas, sin que previamente haya evidencias que sugieran la presencia de un envenenamiento severo, lo cual implica que los pacientes deben dejarse en observación por un período de al menos 12 horas. En casos esporádicos la neurotoxicidad aparece rápidamente (5).

Familia Viperidae: Las sustancias contenidas en el veneno de los vipéridos tienen elementosbioquímicos que buscan la inmovilización de la presa. Efectos de tipo hemorrágico, hipotensor, dermomiotóxico, de hiperalgesia e inflamatorio pueden presentarse en el organismo de una víctima de envenenamiento, por este tipo de serpientes, dando paso a la generación de manifestaciones locales y sistémicas. Dentro de las manifestaciones locales se encuentran:

- **Inflamación y dolor:** cuando el veneno ingresa en el organismo se instaura un complejo proceso inflamatorio por la síntesis o liberación de múltiples mediadores que provocan infiltrado celular, edema y dolor. La génesis del edema se asocia a la presencia de sustancias provenientes del veneno tales como fosfolipasas A2, metaloproteinasas, péptidos vasoactivos y serina proteinasas. Las fosfolipasas A2 son sustancias con la capacidad de degranular mastocitos, de liberar histamina y generar ácido araquidónico; mientras que las metaloproteinasas provocan un incremento de la permeabilidad capilar.
- **Destrucción tisular:** las metaloproteinasas inducen edema, dermonecrosis, mionecrosis, fibrinólisis, fibrinogenólisis, activación del complemento, degradación de la matriz extracelular y liberación de factor de necrosis tumoral alfa, desempeñando un relevante papel en la destrucción tisular causada por envenenamientos de vipéridos. Además, las metaloproteinasas son responsables de la formación de ampollas o flictenas. Las miotoxinas pertenecen al grupo de las fosfolipasas A2 de clase II, toxinas que actúan directamente sobre la membrana de las células musculares provocando su ruptura y necrosis celular.
- **Alteraciones sistémicas Hemorragia, alteraciones de la coagulación y choque cardiovascular:** el sangrado representa una de las manifestaciones más frecuentes de los envenenamientos por vipéridos que coadyuvan a la presentación de hipovolemia, choque cardiovascular y lesión muscular permanente. La acción de proteínas produce desfibrinación, trombocitopenia y coagulación intravascular diseminada, que contribuye con el proceso de sangrado iniciado por la acción de las metaloproteinasas en la microvasculatura. Los venenos de vipéridos contienen enzimas coagulantes y procoagulantes como serina proteinasas tipo trombina y metaloproteinasas que actúan activando los factores X y II de la cascada de la coagulación. La desfibrinación y alteraciones en las pruebas de coagulación se manifiestan por el consumo de fibrinógeno que producen estas sustancias. La afectación plaquetaria se produce de manera diversa. El veneno tiene la propiedad de reducir el número de plaquetas circulantes, así como de activar o inhibir las plaquetas. Componentes como la aspercetina y botrocetina inducen la agregación plaquetaria mediante la unión con el factor de von Willebrand, provocando un cuadro de trombocitopenia

trombótica. La potente actividad hemorrágica y procoagulante se presenta por efectos de las metaloproteinasas tipo III. Estas sustancias provocan el debilitamiento mecánico de la pared microvascular. Como consecuencia de ello, las fuerzas hemodinámicas que actúan en la circulación, sobretodo la presión hidrostática, provocan una distensión del endotelio que produce la ruptura del mismo con la consecuente extravasación. La principal consecuencia del sangrado sistémico generado en envenenamientos por serpientes de la familia Viperidae es la hipovolemia, la cual puede conducir a choque cardiovascular, una de las principales causas de muerte por envenenamiento de vipéridos. Los envenenamientos severos frecuentemente se asocian con alteraciones renales importantes, las cuales tienen una patogenia compleja en la que intervienen las metaloproteinasas, las fosfolipasas A2 y, en general, la hipovolemia asociada con alteraciones hemodinámicas (1, 5).

Cuadro Clínico

Los signos y síntomas varían de acuerdo con la especie de serpiente responsable de la mordedura y la cantidad de veneno inyectado. Algunas veces es posible confirmar la identidad de la serpiente que mordió, mediante un examen de la serpiente muerta. Para el conocimiento de los efectos clínicos del veneno de esta especie y de las circunstancias de la mordedura se debería prestar especial atención a la descripción que ofrece el paciente (6).

Se pueden citar síntomas y signos locales en la parte mordida que surgen en la mayoría de las mordeduras de serpiente independientemente de la familia a la que pertenezca:

- Marca de los colmillos
- Dolor local
- Sangrado local
- Ardor
- Linfagitis
- Ganglios linfáticos hinchados
- Inflamación (hinchazón, enrojecimiento, aumento de temperatura)
- Ampollas
- Infección local, formación de abscesos
- Necrosis

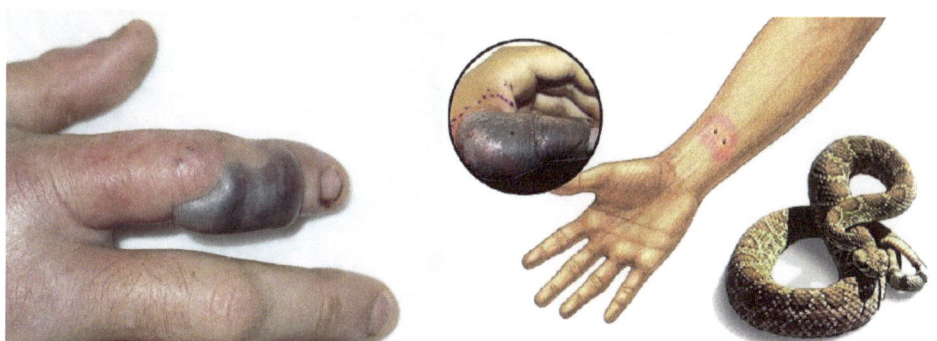

Figura 3: Necrosis local **Figura 4: Marca de colmillos**

Se deberá de tal manera saber identificar también cuales son signos de gravedad, para determinar su actuar oportuno y bajo criterio adecuado referir al paciente al siguiente nivel de atención de salud o atenderlo en lugares menos especializados, siempre y cuando se cuente con el antídoto.

Medición de severidad de accidentes ofídicos	
Designación	Características
Leves	Presentan únicamente fenómenos locales como: edema, dolor y sangrado.
Moderados	Efectos locales más conspicuos, algunas alteraciones sistémicas como coagulopatías, hipotensión leve.
Severos	Cuadro local importante, graves alteraciones sitémicas como coagulopatías, sangrado profuso, choque cardiovascular y alteraciones renales.

Cuadro1: Manual para la identificación, prevención y tratamiento de mordeduras de serpientes venenosas en C. A. Vol. I: Guatemala (6).

Una herramienta con la cual contamos es también la diferenciación de síntomas y signos que presentara nuestro paciente según la familia de serpiente con la cual se haya producido el accidente.

Signos y síntomas de envenenamiento por mordeduras de serpientes de la familia Elapidae: corales y víbora marina (Micrurus sp. y Pelamis)
• Dolor leve: regularmente en el área de la mordedura • Parestesias locales: sensibilidad exagerada, sensación de ardor, pinchazos o quemaduras en la piel • Dificultad de deglución: problemas en la acción de tragar • Disnea: dificultad para respirar • Ptosis palpebral: caída de los parpados • Disartria: dolor en las articulaciones • Salivación: puede presentarse o no • Diplopía: sensación de vista doble, pérdida del enfoque de la vista • Oftalmoplegía: dificultad de movimiento en los globos oculares para seguir un objeto • Fasciculaciones: contracciones repetidas de un grupo de fibras musculares locales o corporales • Parálisis respiratoria: parálisis del diafragma que induce la acción de respirar

Cuadro2: Manual para la identificación, prevención y tratamiento de mordeduras de serpientes venenosas en C. A. Vol. I: Guatemala (6).

Signos y síntomas de envenenamiento por mordeduras de serpientes de la familia Viperidae: víboras y cantiles (Bothrops, Crotalus, Agkistrodon, Atropoides, Bothriechis, Porthidium, Cerrophidion)
• Dolor severo: dolor perceptible en el área de la mordedura • Náuseas y vómitos: pueden presentarse o no • Sangrado local: se presenta por lo regular a través de los orificios hechos por los colmillos al causar la mordedura. Puede ser abundante o no. • Edema • Hipotensión • Sudoración: puede presentarse según la constitución del paciente • Equimosis: mancha negrusca o azulada que se produce en la piel como resultado de la rotura de vasos sanguíneos. • Fiebre: puede presentarse o no • Oliguria: restos de sangre dentro de la orina • Bulas: ampollas en la piel, algunas veces llenas de sangre • Sangrado sistémico: en múltiples órganos o tejidos delgados del cuerpo. • Necrosis

Cuadro3: Manual para la identificación, prevención y tratamiento de mordeduras de serpientes venenosas en C. A. Vol. I: Guatemala (6)

Diagnóstico y Tratamiento

Se debe identificar al animal responsable de la mordedura, para así orientar el tratamiento y no errar en el tipo de anti veneno, en caso de necesitarse. Debido a que solo existen dos tipos de antídotos (uno para vipéridos y otro para elápidos), lo importante del diagnóstico es determinar a cuál de los dos grupos pertenece la serpiente. La identificación de la especie de serpiente es un indicador incuestionable, pero si no se cuenta con esta información, el método clínico es más práctico para hacer esta diferenciación. Este se basa en evaluar los efectos causados de acuerdo a los diferentes tipos de veneno. La historia clínica del paciente y un adecuado interrogatorio son esenciales para complementar la información para el diagnóstico clínico (7).

Pese a esto varios autores han llegado a la conclusión de que, desde el punto de vista estrictamente médico, y de diagnóstico y manejo de los casos de envenenamiento, no es necesario identificar la especie de serpiente que ocasiona un accidente; lo que sí es clave es poder diagnosticar que el envenenamiento ha sido producido por una especie de la familia Viperidae, para lo cual el cuadro clínico es fundamental (5).

El Ministerio de Salud Pública del Ecuador en su última guía de práctica clínica para el manejo de los accidentes ofídicos, establece un algoritmo en el cual se debe basar el manejo inicial del paciente desde que llega a una unidad de salud el cual consiste en los siguientes pasos (1):

1. Evaluación general del estado hemodinámico del paciente (retirar ropas y objetos que compriman la circulación sanguínea en la lesión).
2. Monitoreo continuo de signos vitales.
3. Evitar prácticas inadecuadas como: torniquetes, hielo local, electricidad, uso de hidrocarburos y emplastos, calor local, incisiones en el sitio de la mordedura, succión, etc.
4. Realizar la prueba del coágulo (en el establecimiento de salud): Extraer 5 ml de sangre de la extremidad no afectada, colocar en tubo tapa roja sin gel (no agitar el tubo) y observar a los 20 minutos.
Interpretación:

Formación de coágulo = SÍ coagula (prueba negativa), reevaluar a las 12 horas.

No formación de coágulo =NO coagula (prueba positiva), inicio de antiveneno.

5. Canalizar una vía de acceso venoso para la administración del suero antiofídico (SAO) y cristaloides (Solución Salina al 0,9% o Lactato de Ringer). Se puede canalizar una vía de acceso venoso adicional para el tratamiento de un shock anafiláctico posible, para administrar cargas de volumen o algún otro tratamiento.
6. Realizar asepsia y antisepsia del sito de la mordedura.
7. Mantener el miembro afectado en reposo y en posición neutral.

En caso de encontrarse en el primer nivel de atención es obligatorio referir a todo paciente al segundo nivel de atención previa iniciación del Suero Antiofídico, debido a las posibles complicaciones que el paciente presente.

Hay que recalcar que en el Ecuador únicamente se cuenta con suero antiofídico polivalente el cual es un biológico obtenido de equinos, por lo que podría causar en el paciente efectos adversos tipo anafilaxia, por lo que se sugiere contar con medicamentos para tratar dicho cuadro como lo son: Adrenalina, Corticoides y Antihistamínicos. Dicho suero solo será efectivo en casos de accidentes de la familia Viperidae, por lo que para accidentes de la familia Elapidae se requerirá un tratamiento indispensable en una unidad que cuente con cuidados intensivos ante la posibilidad de insuficiencia respiratoria aguda.

Manejo del Dolor:
 •Se puede utilizar Paracetamol sea intravenoso u oral a dosis terapéuticas estándar de 500mg a 1gr (pediátricos 10-15mg/kg/dosis) cada 6-8 horas máximo 4 gramos día o Tramal de 50 a 100mg cada 6-8 horas vía oral o parenteral (1).
 •No se recomienda el uso de AINEs bajo ninguna circunstancia (1).
Administración del Suero Antiofídico polivalente:

No Envenenamiento	Envenenamiento leve	Envenenamiento moderado	Envenenamiento grave
•Observación por 6 horas. •Repetir prueba del coágulo. •Si coagula y no progresa el edema, ni tampoco hay síntomas neurológicos de ninguna clase, se procede a dar de alta al paciente con indicaciones de acudir ante signos de envenenamiento local y/o sistémico (sangrado activo, aumento del edema, flictenas y equimosis).	•El objetivo es neutralizar mínimo 100 mg de veneno inoculado. •Iniciar con la administración de 4 frascos de suero antiofídico disueltos en 250 ml de solución salina al 0,9% en infusión continua por 30 minutos.	•El objetivo es neutralizar mínimo 200 mg de veneno inoculado. •Iniciar con la administración de 8 frascos de suero antiofídico disueltos en 250 ml de solución salina al 0,9% en infusión continua por 30 minutos.	•El objetivo es neutralizar mínimo 300 mg de veneno inoculado. •Iniciar con la administración de 12 frascos de suero antiofídico disueltos en 250 ml de solución salina al 0,9% en infusión continua por 30 minutos. •El paciente deberá ser referido inmediatamente a una unidad de mayor complejidad (tercer nivel de atención).

Reacciones Adversas:

•Las reacciones adversas tempranas del SAO incluyen: Taquicardia, Hipotension, Rash, Escalofrio, Prurito, Dolor Abdominal, Urticaria, Broncoespasmo y sibilancias (8,9).

•Las reacciones adversas tardías incluyen: Enfermedad del suero, Derrame pleural, Sindrome compartimental, Hemorragia del SNC, Falla renal aguda, Aborto, etc (8,9).

Recomendaciones

•Se debe saber reconocer los signos y síntomas de acuerdo al grado de gravedad en una mordedura de serpiente para poder brindar un soporte vital adecuado.

•Reacciones adversas tras la administración del SAO son frecuentes por lo que tener medicación tal como Adrenalina, Corticoides y Antihistaminicos a la mano es indispensable.

•Pacientes embarazadas deben recibir la dosis de SAO previo a su transferencia debido a que el beneficia supera al riesgo que implica la mordedura de serpiente en la paciente.

- Una sola prueba de coagulación negativa no descarta la posibilidad de un evento venenoso, por lo que se recomienda mantener al paciente en observación por al menos 6 horas.
- Concientizar a la población acerca de las medidas iniciales que se deben tomar y evitar tras un accidente ofídico ayudará a un actuar oportuno por parte de los mismos y reducirá el tiempo de acción por parte del personal de salud (10).
- En caso de mordedura por una serpiente del género Lachesis (verrugosa, yamunga o guascama), su manejo debe ser considerado como envenenamiento grave (1).
- Todo paciente que sea atendido en primera instancia en el primer nivel de atención en salud, debe ser referido a segundo nivel de manera obligatoria, con acompañamiento de personal médico calificado y los insumos necesarios (1).
- Esta totalmente contraindicado administras AINEs en pacientes con diagnóstico de mordedura de serpiente, debido a su efecto antiplaquetario. (1, 5-9)

Urgencias y emergencias en el primer nivel de atención

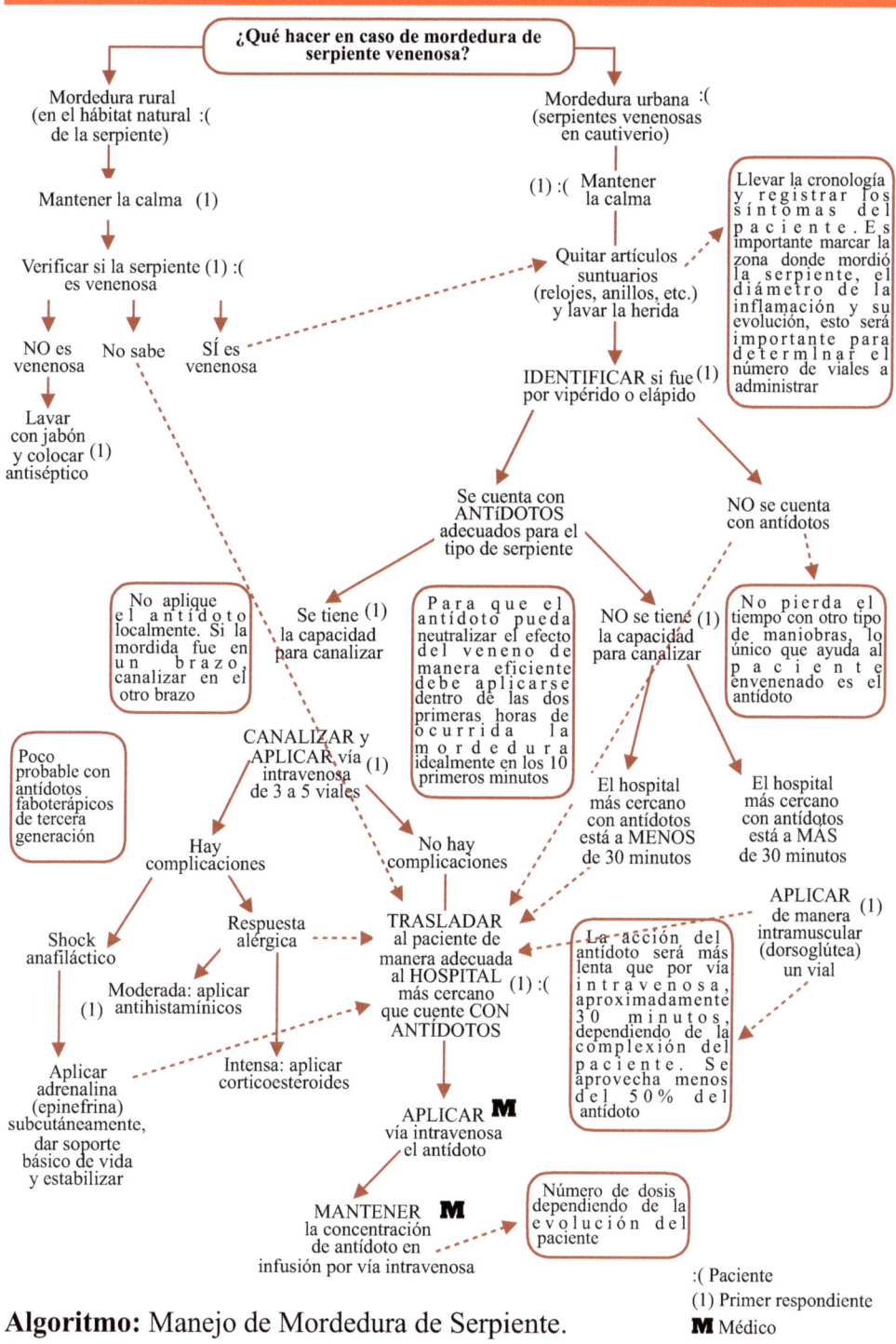

Algoritmo: Manejo de Mordedura de Serpiente.

BIBLIOGRAFÍA

1. Ministerio de Salud Pública del Ecuador, Manejo clínico del envenenamiento por mordeduras de serpientes venenosas y picaduras de escorpiones: Protocolo basado en evidencia. Ecuador; 2017. Disponible en: https://aplicaciones.msp.gob.ec/salud/archivosdigitales/documentosDirecciones/dnn/archivos/AC_00153_2017%2021%20NOV.pdf
2. Organización Mundial de la Salud, Mordedura de Serpientes Venenosas; 2019. Disponible en: https://www.who.int/es/news-room/fact-sheets/detail/snakebite-envenoming
3. Valarezo D., Pazmiño A., Sarzosa V., Morales N. y Acuña P. Accidente ofídico en pacientes del Hospital Básico de Jipijapa (Manabí-Ecuador). Manabí, Ecuador; 2017. Disponible en: http://scielo.sld.cu/pdf/ccm/v21n3/ccm04317.pdf
4. Ministerio de Salud Pública del Ecuador, Subsecretaria de vigilancia de la salud pública, Dirección nacional de vigilancia epidemiológica, Efectos Tóxicos de Mordedura de Serpientes. Ecuador; 2019. Disponible en: https://www.salud.gob.ec/wp-content/uploads/2019/12/TOXI-SE-47.pdf
5. Instituto Clodomiro Picado, Facultad de Microbiología, Universidad de Costa Rica, El envenenamiento por mordedura de serpiente en Centroamérica. Costa Rica; 2009. Disponible en: http://www.icp.ucr.ac.cr/sites/default/files/paragraphs-img/El_envenenamiento_por_mordedura_en_Centroamerica_2009_color.pdf
6. Organización Panamericana de la Salud, Manual para la identificación, prevención y tratamiento de mordeduras de serpientes venenosas en Centro América Volumen I: Guatemala. Guatemala; 2009. Disponible en: file:///C:/Users/luisf/Downloads/manualidentificacion-spa.pdf
7. Gil G., Sánchez M. y Reynoso V., Tratamiento prehospitalario del accidente ofídico: revisión, actualización y problemática actual. México; 2011. Disponible en: https://www.medigraphic.com/pdfs/gaceta/gm-2011/gm113b.pdf
8. Gaus D., y Herrera D., Guía Clínica SALUDESA para Hospitales Rurales, primera edición, Pedro Vicente Maldonado, Ecuador, Fundación Salud y Desarrollo Andino; 2011.
9. Gobierno Federal Estados Unidos Mexicanos, Diagnostico y Tratamiento de las Mordeduras de Serpientes Venenosas Guia de referencia rápida, Mexico; S/A. Disponible en: http://www.cenetec.salud.gob.mx/descargas/gpc/CatalogoMaestro/455_GPC_Mordedura_serpiente/SSA-298-10-Mordeduras-de-Serpientes-Venenosas-GRR-xCorregidax.pdf
10. Programa Nacional de Garantía de Calidad de la Atención Médica, GUÍA DE PREVENCIÓN, DIAGNÓSTICO, TRATAMIENTO Y VIGILANCIA EPIDEMIOLÓGICA DE LOS ENVENENAMIENTOS OFIDICOS, Argentina; 2007. Disponible en: http://www.msal.gob.ar/images/stories/bes/graficos/0000000802cnt-2012-07-11_anim-ponzoniosos-guia-ofidismo.pdf

www.ingramcontent.com/pod-product-compliance
Lightning Source LLC
Chambersburg PA
CBHW041948240526
45473CB00036B/2493